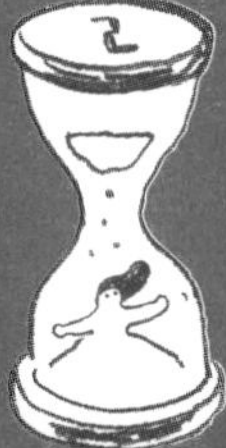

2 Minutes to
Sleep

2分間セルフケア

リセット上手な私になる

Everyday Self-Care to
Busy Lives

コリンヌ・スウィート
佐伯花子 訳

Discover
ディスカヴァー

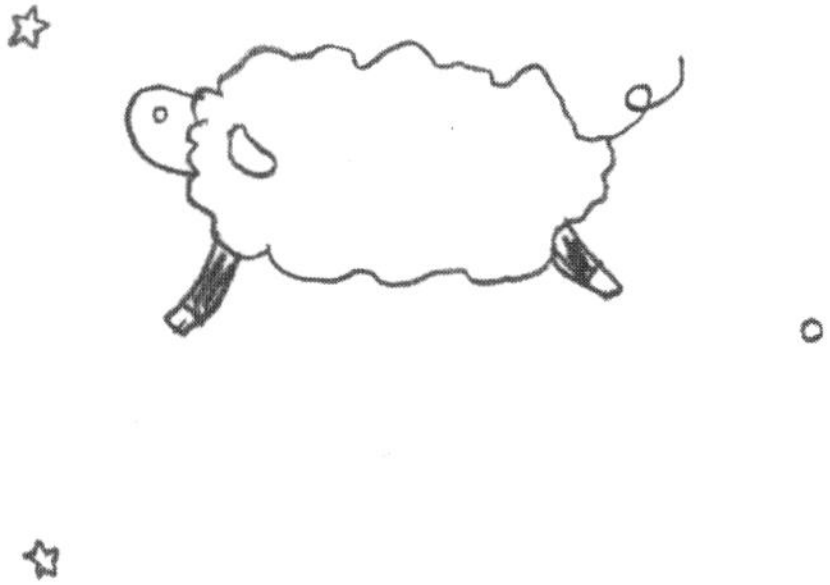

はじめに

「あなたは昨晩、よく眠れましたか？」

人々の生活がますます忙しくなっている今、疲れやストレスをとり、元気をとり戻すためには、睡眠が不可欠です。それにもかかわらず、現代人はますます睡眠不足になっています。また、いざベッドに入っても「眠りたくても眠れない」という不眠の症状に悩まされている人もたくさんいます。

この本を手にしたあなたも、きっと睡眠についての悩みを持っていることでしょう。

しっかりと睡眠をとるには、自分をいたわり、心と体の健康状態に気を使うことが大切です。重要なのは、昼寝をたくさんすることではありません――睡眠の質を向上させるためのセルフケア・トレーニング（心と体の両方に効果的なもの）を行うことなのです。

本書には、あなたの睡眠の質を改善するための、2分間でできる52の「セルフケア」が登場します。セルフケアとは、自己を認識し、感情と向き合い、自分にとって必要なものに気づくことです。

2分間休むことで、あなたの心と体は元気になり、リセットされます。

2分間の脳の休憩を毎日数回行うと、筋肉の緊張、頭痛、胃腸の不調、そしてストレスなどが全面的に和らぐという研究結果もあります。深呼吸をし、ストレスから一時的に解放されると、エンドルフィン、メラトニン、成長ホルモン、オキシトシンといった気分が良くなる物質が脳内に分泌されます。そうすると、心が穏やかになり、落ち着くのです。さらには、よりぐっすり眠れるようになります。

また本書では、現代人の睡眠を阻害する出来事が起こりがちなシチュエーション——仕事、人間関係、子育てなど——についても、いくつかの具体的なアイディアを提案しています。

ここで紹介されているセルフケアは、すぐに実践できるものばかりです。気軽に取り入れて、あなたの睡眠をより良いものにしましょう。

あなたがぐっすりと眠り、翌朝さわやかに目覚めるようになることを願っています。

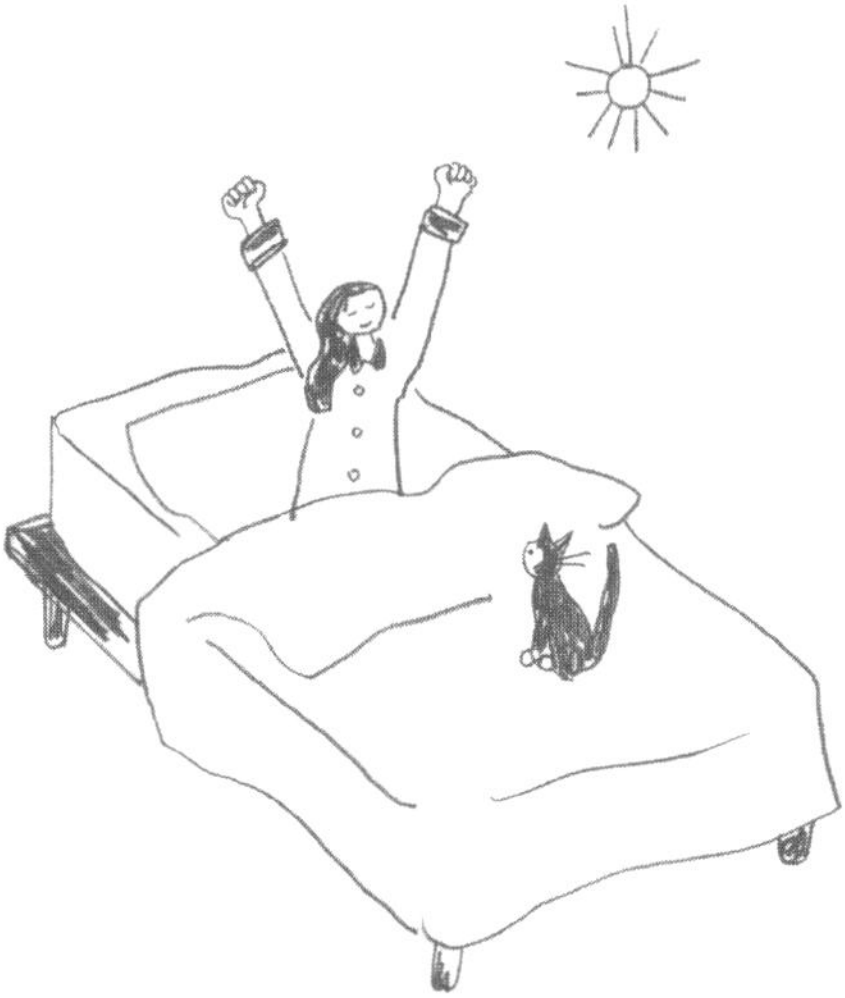

Contents

第2章 睡眠とライフスタイル

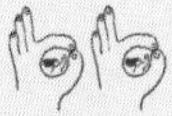

第3章

睡眠に最適な環境を整える

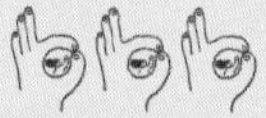

第4章

睡眠とスクリーン

第5章

睡眠と仕事

第6章

睡眠とパートナー

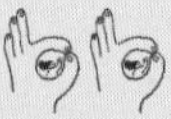

第7章 睡眠と子ども

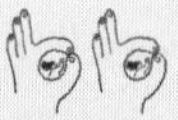

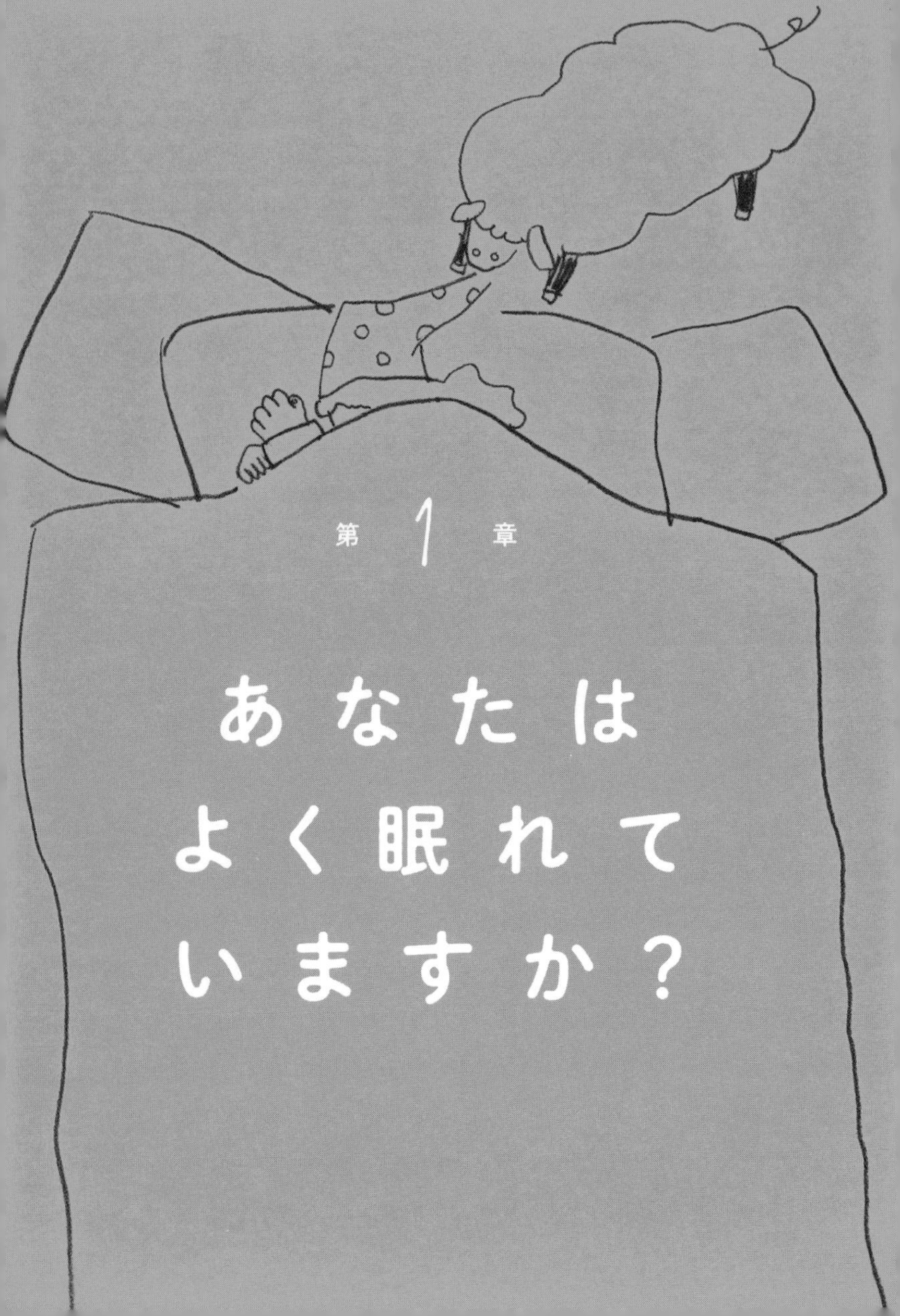

第1章

あなたはよく眠れていますか？

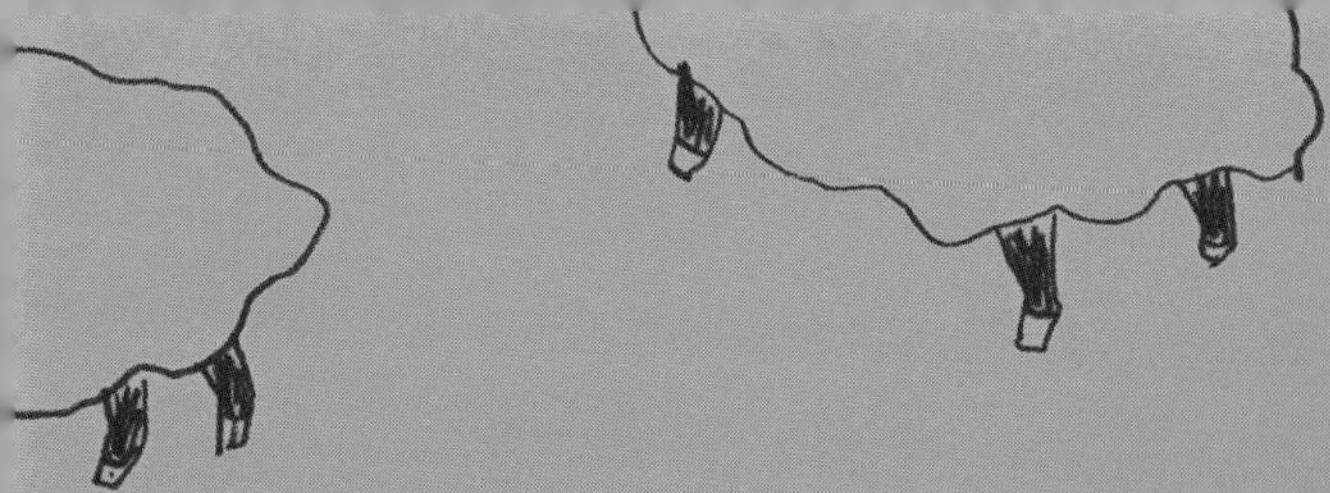

あなたは昨晩、よく眠れましたか?

眠りにつくまでにどれくらい時間がかかりましたか?
今朝は、どのような気分で目覚めましたか?

日中にうたた寝をしたり、
夜中に目が覚めたりすることはよくありますか?

眠っているところを幼い子どもや
ペットに起こされましたか?
夜の睡眠時間を短くし、昼寝の時間を
もっと長くしたほうがいいと感じていますか?

眠りにつくためにお酒を飲みましたか?
睡眠薬を服用していますか?

慢性的に疲れを感じていますか?
あなたは自分が見た夢を覚えていますか?

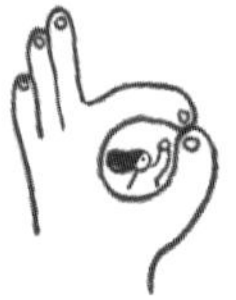

睡眠不足と不眠症

「睡眠」は、多くの人にとって大きな関心事となっています。

世界保健機関（WHO）は、産業化が進んだ国で睡眠不足が広がっていることを発表しました。

WHOは、心身の健康な状態を保つために、毎晩8～9時間の睡眠を推奨しています。

しかし産業国に住む人のほとんどが、推奨される睡眠時間を確保できていません。とりわけ日本、シンガポール、ブラジルに住む人の睡眠時間は短い傾向にあり、毎晩の睡眠時間が平均して5～6時間だとされます。それに対し、オランダやニュージーランドに住む人の睡眠時間は長い傾向にあり、毎晩の睡眠時間が平均して8～10時間だとされます。

「眠りたくても眠れない」不眠の症状に悩まされている人はたくさんいますが、その原因はライフスタイルから発生する心身の問題にある場合があります。不眠は、本人だけでなく、そのまわりにいる人をも危険にさらします――日常生活に支障をきたすことがしばしばあるからです。たとえば、前日の夜に眠れなかった人は車の運転、子どもの世話、機械の操作、あるいは道路を横断することすら満足にできないかもしれません。

私たちは人生のおおよそ3分の2の時間を起きて過ごしていますが、酷使した脳や体を再生し、元気にするには睡眠が不可欠です。

なぜ私たちには睡眠が必要なのか？

ウィリアム・シェイクスピアの『マクベス』には、次の有名な台詞が登場します――「もつれてほつれ、からまりあった心労を解きほぐし、つむぎ直してくれる眠り」（ウィリアム・シェイクスピア著、安西徹雄訳『マクベス』光文社古典新訳文庫より）。この台詞は、睡眠が本質的に持っている癒しの効果を表しています。さらにシェイクスピアは、質の良い睡眠を「人生の饗宴の、最高のごちそう」（同）と評しています。毎日平均して16～18時間も起きて活動していれば、誰だって睡眠をとることで体と脳の疲れを癒し、回復させる必要がでてきます。

私たちが起きている間、脳は最高レベルで活動していて、筋肉も活発な状態です。対して眠っている間、体は細胞の修復を行う成長ホルモンを分泌し、自然治癒しています。

さらに、脳は眠っている間に記憶や夢を蓄え、その日得た情報や経験を整理します。

睡眠サイクル

睡眠は5つの主要な段階に分かれていて、それらの段階を繰り返して睡眠サイクルを構成しています。

第1段階：ノンレム睡眠　第1段階は最も浅い睡眠で、主に起きている状態から眠りにつくまでの入眠期を指します。この段階は5～10分程度持続し、私たちはその途中で目が覚めても、「眠っていた」という実感がないこともあります。

第2段階：ノンレム睡眠　第2段階の睡眠は、睡眠時間全体の40～60パーセントを占めます。このときに私たちの脳は記憶を定着させ、入ってきた情報を処理します。この段階は20分程度持続し、その間に私たちの体温は下がり、呼吸や心拍数が徐々に安定します。

第3・4段階：ノンレム睡眠　第3・4段階は深い睡眠で、睡眠時間全体の5～15パーセントを占めます。私たちの筋肉の緊張はゆるみ、血圧と呼吸速度が下がります。この段階では外界の刺激に対する反応が鈍く、私たちは睡眠中に歩き回ったり、寝小便をしたりすることがあります。

第5段階：レム睡眠　私たちの脳は活発に働き、眼球の運動が急速になります。この段階の睡眠は、睡眠時間全体の約20パーセントを占めます。筋肉の緊張がゆるんでいるので、このときに目を覚ましても体を動かしづらいと感じます。

夜の間に、私たちは上記のサイクルを4～5回繰り返します。第1段階で入眠し、第2、第3、第4段階へと進みます。そのまま第2から第4段階を繰り返すこともありますが、やがて第5段階のレム睡眠へと入ります。レム睡眠に入ったあと、体と脳は再び第2、第3、第4段階の睡眠へと戻り、これを何度か繰り返します。

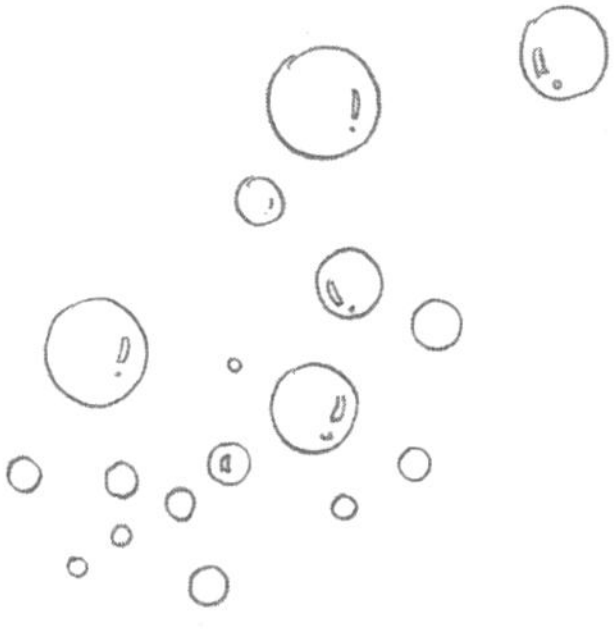

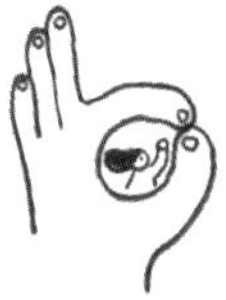

睡眠不足がもたらす影響

日々のプレッシャーや休む間もない生活スタイルが原因で、私たちの睡眠時間は大幅に減っています。

絶え間なく流れ込んでくるニュースに接することで、私たちは心のバランスを失ってしまいます。

また、飛行機による移動、長距離の運転、そして通勤時間が増えたことで、時差ぼけになったり、長旅の疲れが出たりすることもあるでしょう。

さらに、シフト制の仕事で以前よりも労働時間が長くなり、残業や休日出勤が増えています。ゼロ時間契約（週あたりの労働時間が決まっておらず、雇用主の要請があったときにのみ働く雇用形態）で働きづめになっている人には大きな期待がかかり、常に要求に応えることが求められています。

必要な睡眠時間

一般的に、1日に必要な睡眠時間は、女性のほうが男性よりも約20分多いとされています。女性はマルチタスクをこなすために脳が再生する時間を必要とし、妊娠や更年期障害によってホルモンの変化を経験するからです。にもかかわらず、女性は男性よりも平均睡眠時間がわずかに多く、それと同時に、睡眠障害を抱える人も多いとされています。

しかし、子育て中の母親に限っては、父親よりも1日の睡眠時間が平均して15分短く、子どもがいる人は夜間に起こされるため、子どもがいない人に比べて年間の睡眠時間が約34時間少ないとされています（第7章参照）。

睡眠不足は、次のような心理的副作用をもたらします。

・ストレスの増加
・もの忘れ
・気分の落ち込み
・疲労感
・モチベーションの低下

ここに挙げた以外に、怒りっぽくなる、不機嫌になる、あるいは炭水化物をたくさん食べたくなるなど、あなたが個人的に経験した変化はありますか？

さらに、次のように身体的な副作用が生じることもあります。

・呼吸器疾患
・心臓病
・糖尿病
・肥満

睡眠不足によって生じるこうした副作用は、心身の健康に影響を与えます。
そのため、私たちは睡眠を第一に考え、体や頭を十分に休めることがとても大切です。

ライフスタイルの変化

婚姻関係が破綻した場合など、子どもに対する責任が片方の親に委ねられることもあります。職場でも家庭でも働き続けることは、忙しい1日の終わりに迎える睡眠にも影響します。また、人間関係が破綻すると、当事者全員が心を痛め、夜も眠れなくなることがよくあります。

人口密度が上がり、交通量が増えたことで、とりわけ都心部の騒音が増えました。
また、道路、店、乗り物による光害は、私たちの睡眠サイクルを乱すことがあります。

そのうえ、日夜問わずパソコンや情報端末の画面を目で追うことは脳に影響を与え、私たちは「眠りたいとき」や「眠る必要があるとき」に眠ることができず、目が冴えてしまいます。

また、遅い時間に飲食をし、アルコールや薬物の摂取量が増えることも、私たちの睡眠に影響を与えている可能性があります。

睡眠時の行動

眠っている間に何度も目を覚まし、自分の体勢や位置を変えるのは、よくあることです。しかし中には、夢遊病、寝言、夜驚症、寝小便など、睡眠時随伴症（睡眠覚醒障害の一つで、睡眠中に異常行動をとること）を発症する人もいます。睡眠時随伴症は、感情障害や肉体的な不快感の兆候だったり、年齢特有のものだったり、遺伝的なものだったりもします。

このような症状は、発症した本人の睡眠はもちろん、近くにいる人の睡眠も妨げます。また、大きないびきをかく人や、睡眠時無呼吸症候群になる人もいます。こうした人が同じ部屋で眠っていると、パートナーや子どもの睡眠の妨げにもなるでしょう。

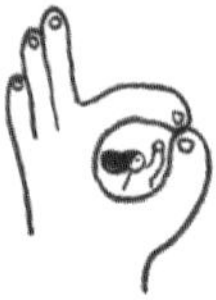

睡眠を変える魔法の2分間

しっかりと睡眠をとるには、自分をいたわり、心身の健康状態に気を使うことが重要です。

多くの人には、睡眠を阻害する悪い習慣が身についてしまっています（遅い時間に何かを食べたり、テレビを見ながら眠りについたり、眠るためにお酒を飲んだりするなど）。

こうした習慣はいずれも、健康的な睡眠を促すどころか、睡眠の質を下げてしまいます。

しかし自分をいたわり、定期的なセルフケアを取り入れれば、睡眠の質を大幅に改善することが可能です。

セルフケアの習慣を身につける

セルフケア：自己を認識し、自分の感情と向き合い、自分にとって必要なものに気づくこと

起きている間に2分間の休憩を何度かはさみ、できるだけセルフケアを行うと、睡眠の質を大幅に上げることができます。重要なのは、昼寝をたくさんすることではありません——睡眠の質を向上させるためのセルフケア・トレーニング（心と体の両方に効果的なもの）を行うことです。

日常生活にセルフケアを取り入れることで、あなたはより良い睡眠をとれるようになります。

あなたが逆境に見舞われたとき、立ち止まって自信をつけるには、自分のことを十分に理解していなくてはなりません。緊張、ストレス、疲弊感、消

耗感を覚えたとき、あるいは極度に興奮したり、失意に陥ったり、自己破壊的な状態にあるときには、それを自覚することが大切です。

リラックスして自分を見つめ直し、前向きになる行動をとりましょう。それこそが、セルフケアの本質なのです。セルフケアを実践して気持ちを切り替えれば、あなたは自分の状況を変えるための行動を起こせるようになります。

「セルフケア」を自分に許可する

これから紹介するセルフケアは、付け焼き刃のものであってはなりません。私たちにとって不可欠であり、生活に定着させなくてはならないものです。水をたくさん飲んだり、歯を磨いたりするのと同じように、習慣にする必要があります。まずは、セルフケアを行うことを自分に許可しましょう。

セルフケアは時間の無駄ではなく、あなたにとって不可欠で救いとなるものだからです。

2分間セルフケア

1

自分の睡眠を振り返る

writing exercise

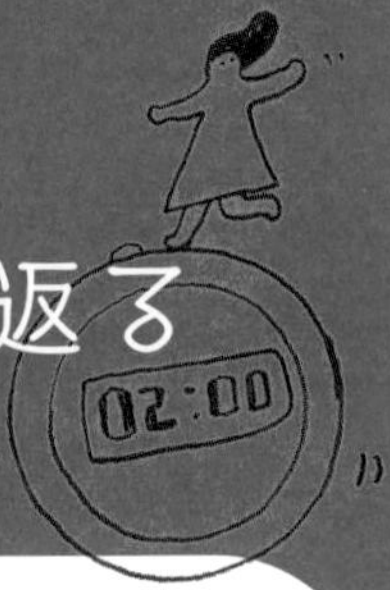

自分の睡眠パターンをできるだけたくさん書き出しましょう。

私のひと晩の平均睡眠時間はどれくらいだろう？

私はどのようにして眠りについているだろうか？

見た夢を覚えているか？　すっきりと目覚めているか？

ひとりで眠るのと、誰かと一緒に眠るのと、どちらが好きか？

就寝前にスマートフォンやタブレットなどを操作しているか？

私の睡眠を妨げるものは何だろう？

私は夜中に目を覚ましているか？もしそうだとしたら、それはひと晩に何回くらいだろう？

私は就寝前にどのような食べ物や飲み物を口にしているか？


メモを見返して、自分がより良い睡眠をとるためには何をどう変えたらいいか、考える時間をつくりましょう。

2分間セルフケア

2

雲を見つける

Relaxing exercise

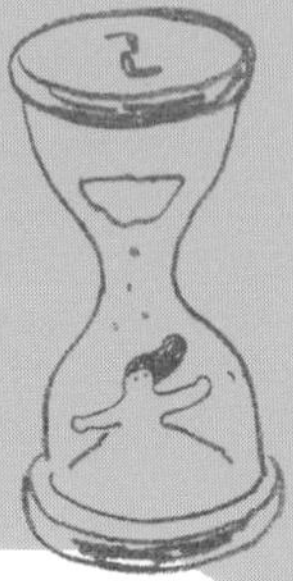

ストレスを感じていたり、眠れなかったりしたら、このセルフケアを試してください。

日中に窓の外を覗き込んだり、空を見上げたりしてみましょう。

雲が見えますか？

雲の色や形、どれくらい高い場所にあって、どのように広がっているのかに注目してください。

雲の色はダークグレー、ライトグレー、それとも白ですか？

ふわふわしていますか？

複数の雲が重なっていますか？

夜間にこのセルフケアを行う場合も、同じように雲を探してください。

雲は月明かりに照らされていますか？

どのような色で、どのような形をしていますか？

2分間セルフケア

3

壁を使ったストレッチ

Relaxing exercise

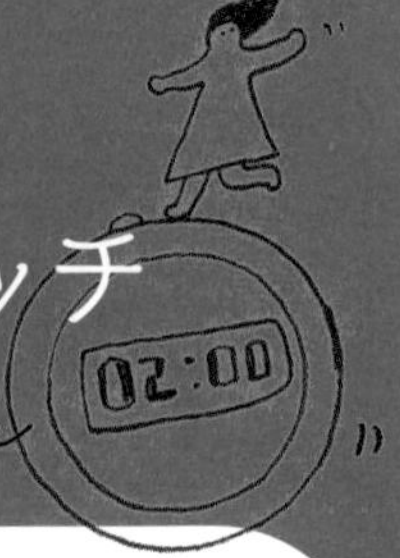

今やっていることを中断して、棚、写真、照明のスイッチなどが何もついていない壁のスペースを見つけてください。

腕を頭の上に伸ばし、天井に向かって上方向にストレッチをしたら、壁に背中をつけます。

壁にお尻、肩、後頭部をつけた状態で、体全体を押しつけて立ちます。両手は、壁に手のひらか手の甲をつける、または体の横に下ろします。

足は腰幅に開き、壁から少し離してください。

壁に頭をつけたまま、腰をそっと押しつけます。リラックスしましょう。

そのあと、再び壁に腰を押しつけ、ストレッチをもう3回繰り返してください。

2分間セルフケア

4

頭を休める

Energizing exercise

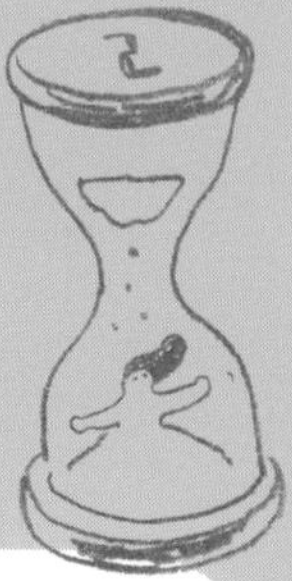

このセルフケアは、デスクやテーブルで行ってください。

手で水をすくうときのように、体の前で両手を合わせてお椀の形にします。

親指以外の指先を眉毛につけ、手首に近い出っ張った部分が顎下にくるようにして、両手を顔に当てます。親指を広げて耳の下に当ててください。肘をテーブルやデスクに置きましょう。

そのまま数分間、両手で顔を優しく包み込みます。目の前が暗くなり、リラックスできるでしょう。

目を瞑《つむ》ってください。深く息を吸い、呼吸を続けながら、頭を両手に預けたまま休めてください。

できるだけ頭を空っぽにして、頭を両手に預けることに意識を向けます。

数分間経ったら、顔から手を離します。姿勢を正して座り、そのまま数秒間何もしないでください。

2分間セルフケア

5
首まわし

Relaxing exercise

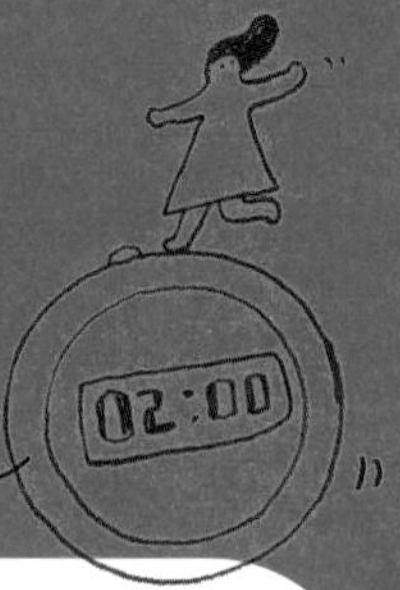

足を腰幅に開いて立ち、両腕を体の横に下ろします。
目を瞑り、顎を喉へ引きつけ、首を静かに前へ倒してください。
頭をゆっくりと左へまわし、次に後ろへまわし、顔を天井に向けます。
続いて、頭を右へまわします。
ゆっくりと落ち着いて呼吸をしながら、これを6回繰り返してください。

緊張やコリが気になる部分はありますか？

2分間セルフケア

6

金魚のストレッチ

Energizing exercise

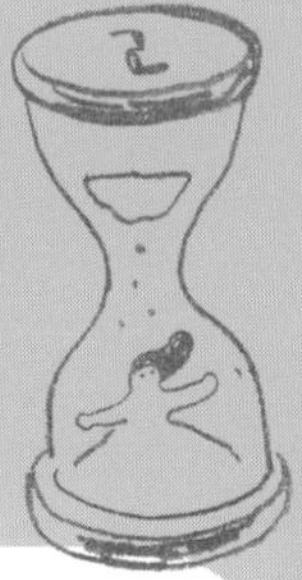

このストレッチは、疲れや緊張を感じているときに最適です。

デスクから離れるか、今やっていることを中断しましょう。

寝室など（職場にいるのであればトイレでもかまいません）、
誰もいない場所を見つけましょう。

楽な姿勢で座る、または立ちます。

口を大きく開き、金魚のように唇をすぼめます。そのとき、首の伸びを感じましょう。

口をゆっくりと開いたり閉じたりするのを6回繰り返し、1回やるごとに少し間を置きます。

リラックスしてあくびが出そうになったら、我慢せずに出しましょう。

次に、首を左右前後に1回ずつ倒します。

終わったら、ストレッチを行う前よりも元気かつ前向きな気持ちで活動を再開しましょう。

2分間セルフケア

7
耳をすましてみる

Relaxing exercise

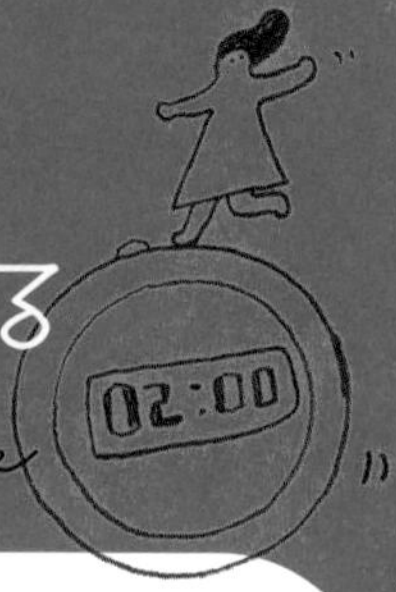

今いる場所で座る、立つ、あるいは歩き回ってください。

何が聞こえてきますか？　耳をすましてみましょう。

遠くから聞こえてくる音、近くでする音、犬の吠え声、車が走る音、機械の音、水の音、ハエがぶんぶんと飛ぶ音、鳥の鳴き声、それとも音楽が聞こえてきますか？

音に意識を向けてください。耳鳴りのように、頭の中で音がしていませんか？

音がどれくらい遠くから、あるいは近くから聞こえてくるのか、意識してみましょう。

聞こえてくるのは、大きな音ですか？　それとも、小さな音ですか？

音がしっかり聞こえてくると、どのような気分になりますか？

まわりから聞こえてくる音に意識を向けてください。

終わったら、息を大きく吸ってゆっくりと吐き出しましょう。

2分間セルフケア

8

ひと休みする

Visualization exercise

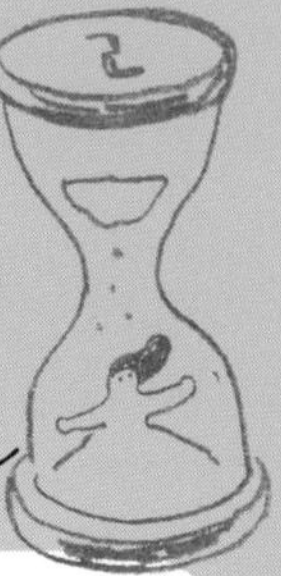

数分間、ベッドやソファ、または床の上に楽な姿勢で座るか横たわり、目を瞑ります。最もくつろいだ姿勢の自分、またはリラックスできる場所にいる自分を想像してください。

想像の中のあなたは、美しい砂浜、素敵な寝椅子やベッドの上、または草原に茂る緑の芝生の上にいるかもしれません。

砂浜に打ち寄せる波の音、あるいは漂ってくる香水の匂いや聴こえてくる優しい音楽などを想像してみましょう。

あるいはあなたは、快適なベッドの上で肌触りの良い布団にくるまっていたり、野花に囲まれた芝生に横たわり、太陽の光を浴びながら鳥の鳴き声を聞いているかもしれません。

具体的な場面を思い浮かべてください。あなたはその中心にいて、穏やかな気持ちで手足を広げ、リラックスしています。

数分間経ったら目を開けて、自分の気持ちの変化に意識を向けましょう。

2分間セルフケア

9

お菓子休憩をとる

Relaxing exercise

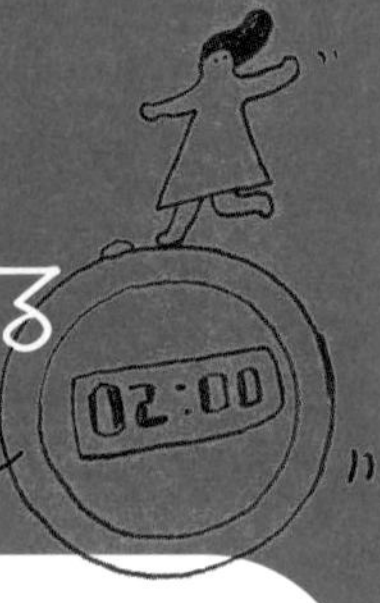

ここで紹介するのは、あなたが頑張りすぎるのをやめ、リラックスし、集中し、自己を認識するのに役立つマインドフルネスのセルフケアです。

もしあなたがチョコレートを好きなら、舌の上に一粒乗せてください。

急いで食べるのではなく、ゆっくりと溶かします。

時間をかけてさまざまな風味を楽しみ、口の中の感覚を味わってください。

チョコレートが溶けていく感覚に意識を向け、飲み込むという行為を楽しんでください。

レーズン、ナッツ、バタースコッチなどがアクセントに使われている場合、甘みや酸味、そして食感を意識してみましょう。

必要であれば噛んでもかまいませんが、チョコレートが溶けきるまでじっくり味わってください。

2分間セルフケア

10
呼吸を徐々に深める

Meditation exercise

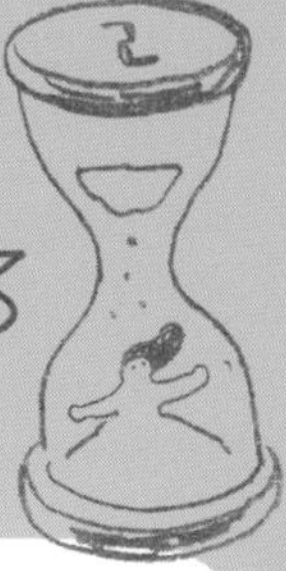

このセルフケアは、座っていても寝転がっていてもできます。ひじ掛け椅子、高い背もたれのある椅子、ビーズクッション、オフィスの椅子、ソファに座って、車の後部座席、芝生、ビーチで、あるいはトイレで行ってもかまいません。楽な姿勢をとり、スマートフォンの電源を切り、タイマーを2分に設定します。

目を瞑り、眉間に意識を集中させます。息を吸うときにお腹を膨らませ、息を吐くときにお腹をへこませます。息を吸ったり吐いたりする間、額の裏側に意識を集中させましょう。雑音を追い払い、呼吸に合わせて顎の力をゆるめます。肩の力を抜き、両足が地面を触っている感覚を味わいます。そのまま、徐々に呼吸を深めてください。しばらくしたら、目を開けて、仕事や家事などの活動を再開しましょう。

2分間セルフケア

11

ティータイムのマインドフルネス

Mindful exercise

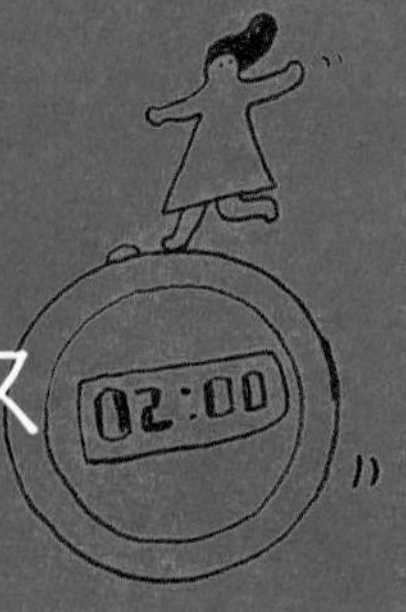

紅茶やコーヒーを飲みながら休憩しましょう。やかんに水を注ぎ、お湯が沸騰する音に注目してください。ティーバッグやインスタントコーヒーをカップに入れてください。お湯を注ぎ、聞こえてくる音に意識を向けます。次に、香り、湯気、匂いの変化に注目しましょう。もし紅茶を淹れているなら、紅茶がティーバッグから抽出され、茶葉の色がお湯の中に広がっていく様子に意識を向けます。次に、好みでミルクを足し、口をつける前に色に注目しましょう。一口含んだら、舌の上で味わってみます。

お気に入りの一杯を淹れるときは、一連の動作をゆっくりと行い、数分間かけて自分の中のあらゆる感覚を満喫してください。

2分間セルフケア

12

カラフルな「モノ」を見つける

Calming exercise

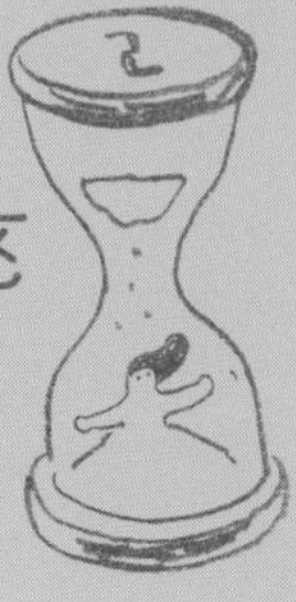

2分間の休憩をとり、オフィスの中や家の中、あるいは窓の外を見渡してください。

何かしら青い「モノ」を10個見つけられますか? 見つけるたびに、それが何であったかを口に出して呟いてみましょう。

次に、黄色い「モノ」を10個見つけます。

同じように、何を見つけたか呟きます。

息を深く吸って吐き、活動を再開してください。

このセルフケアは、あなたが疲れたと感じたときに、好きな色を選んでいつでも行うことができます。

2分間セルフケア

13
ゆっくりとオレンジの皮をむく

Mindful exercise

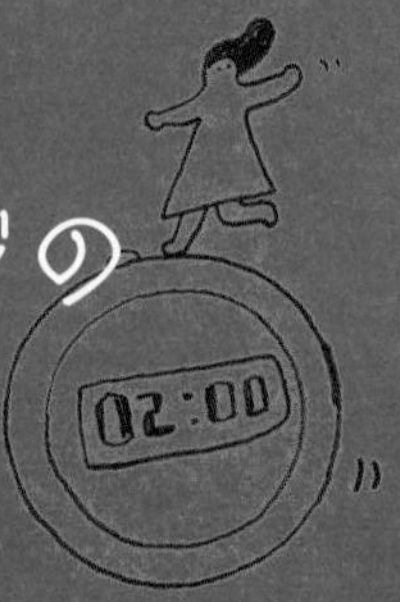

オレンジとよく切れるナイフを用意してください。

オレンジのへその部分とヘタの部分をそれぞれ丸く切り落とし、上から下に向かって切り込みを5カ所入れます。

ナイフを置いたら、切り込みを入れた部分を上から下に向かってむいてください。

皮が簡単にむけるはずです。

そうしたら、味や食感を楽しみながら、オレンジを食べてください。

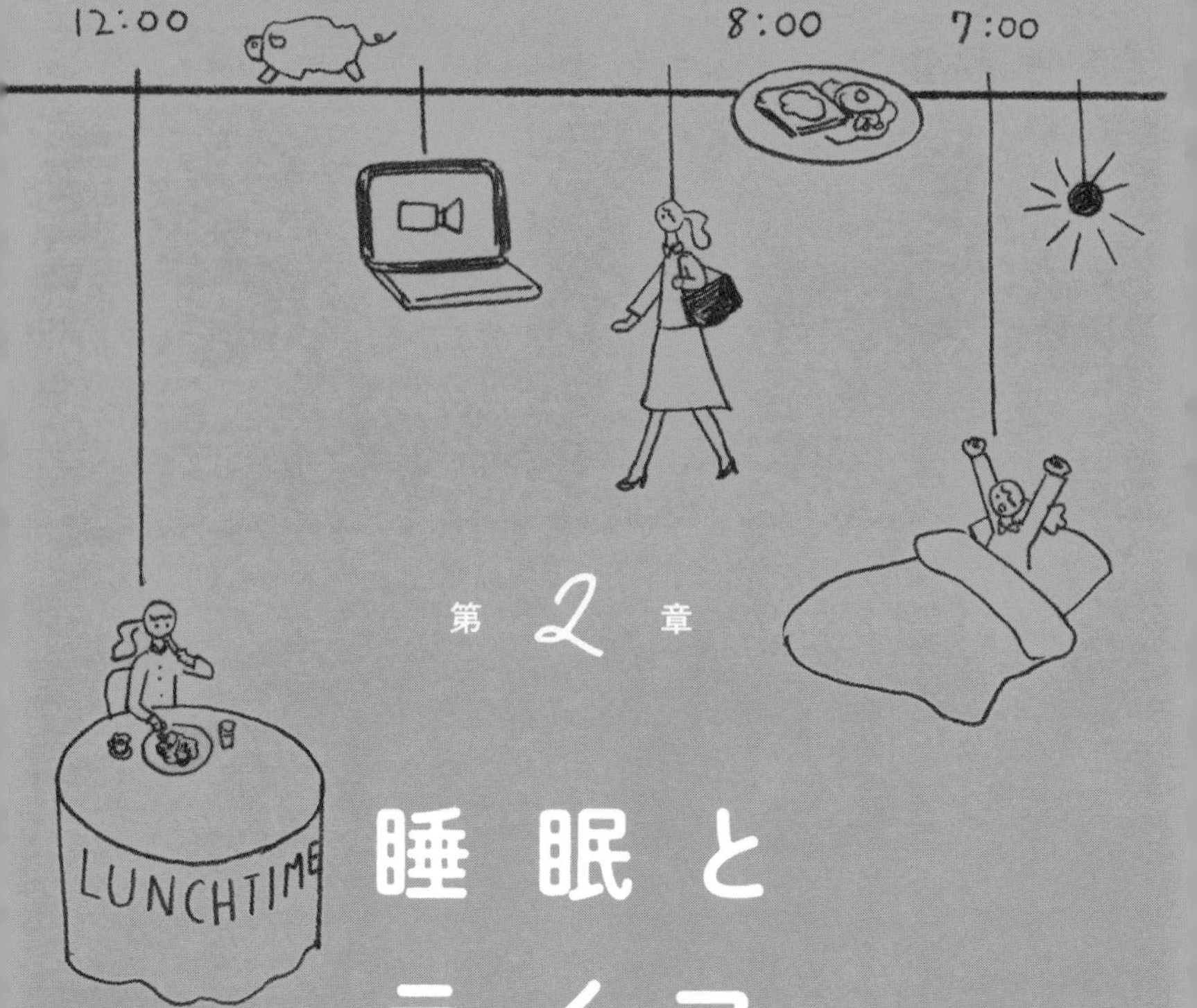

第2章

睡眠とライフスタイル

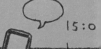

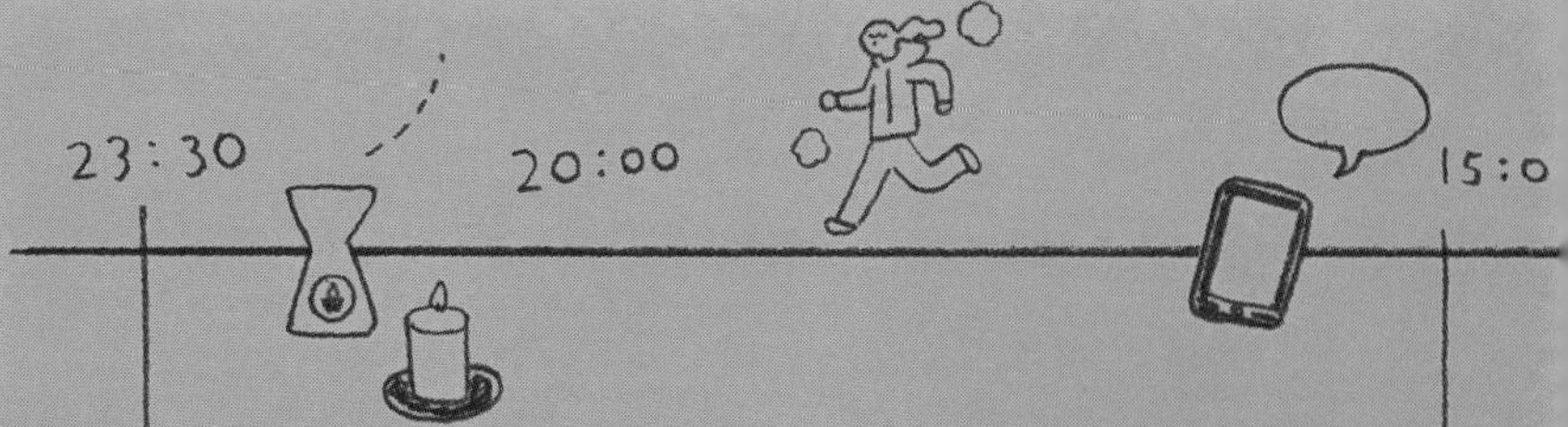

あなたのライフスタイルを振り返ってみましょう。

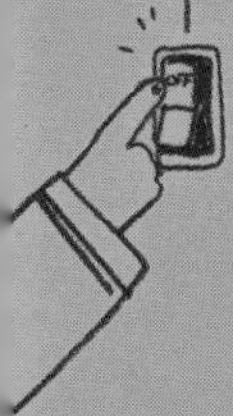

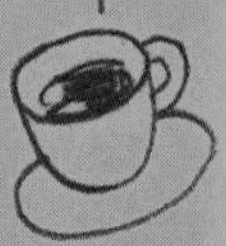

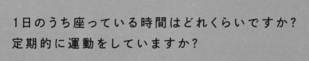

1日のうち座っている時間はどれくらいですか?
定期的に運動をしていますか?

スクリーンを見ている時間はどれくらいですか?
通勤や通学の時間が長いと感じますか?

1日何杯コーヒーや紅茶を飲んでいますか?
夜遅くに食事をすることは?

眠れない時にアルコールを飲むことは?
仕事や育児でプレッシャーを感じることは?

誰かに眠りを邪魔されることはありますか?
あなたのベッドは快適ですか?

私たちは知らず知らずのうちに
不健康な習慣を身につけ、
その結果ぐっすり眠れなくなっているのかも
しれません。

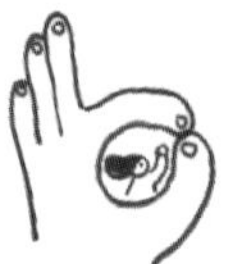

不健康な習慣を改善する

人は座りっぱなしの生活やデジタル機器の画面を見てばかりの生活を送っていると、ぐっすり眠れなくなってしまいます。

朝早く起きて1日中畑を耕したり、職場まで何キロも歩いていき重労働をすることが当たり前だった時代、質の良い睡眠をとるのは今よりもはるかに簡単なことでした。

ところが現代人は車やデスク、ソファで座って過ごし、私たちの生活はますますテクノロジーに依存するようになりました。機械が重労働をとって代わる場面は年々増えています。最近では、デジタル機器やロボットが人間の代わりに庭仕事や家事、料理、そして洗車さえも行います。いずれは、さらに多くの肉体作業を人間のかわりに行うことになるでしょう。

睡眠に影響するライフスタイル

私たちがどのような生活を送っているかは、どれくらいよく眠れているかに反映されます。

多くの人は、快適なベッドでしっかり8時間眠りたいと願っていながらも、実際には短い、中断される、満足のいかない睡眠しかとれずにいます。そのため、慢性的な疲れや睡眠不足は、多くの人が関心を持つテーマであり、たびたび話題に上がります。

興味深いことに、現代人の行動の多くは、十分な睡眠時間の確保や睡眠そのものを邪魔しています。つまり、私たちがよく眠れないのは自業自得だというわけです。

だからといって、自分を責める必要はありません。まずは、「私たちは知らず知らずのうちに不健康な習慣を身につけ、その結果ぐっすり眠れなくなっているのかもしれない」ということを自覚しましょう。

幸いにも、こうした習慣を改善するための情報や研究は、世の中に溢れています。

睡眠とライフスタイルにまつわるチェックリスト

「なかなか熟睡できない」と感じている人はたくさんいます。

仕事のストレス、情報端末の使用、プレッシャー、育児、長距離の移動、期限に追われることが心身の健康に影響を与えることは、以前よりも知られるようになりました。

それにもかかわらず、**私たちは睡眠の質を悪化させるようなライフスタイルを選んでしまうことがよくあります。**

健康に対する意識は一般的に高まっていて、長生きする人は増えています。それでもなお、私たちの習慣やホルモン、そして精神状態が睡眠に与える影響に対する認識はまだまだ低いと考えられます。

ここに挙げるライフスタイルに、思い当たる点はありませんか？　チェックしてみましょう。

□ **1日のうち働いている時間が長いと感じますか？**

人は長時間働くと、1日の終わりに緊張をゆるめる時間を持てなくなり、眠れなくなってしまいます。

□ **仕事に関する悩みを抱えていますか？**

仕事に関する悩みを抱いている人は、夜しっかりと眠れなくなってしまいます。

□ **ベッドの上にも仕事を持ち込んでいますか？**

寝室に資料やファイル、スマートフォン、タブレット、パソコンが散乱し、メールやテキストを頻繁に打ち、疲れた目をしていませんか？

□ **運動が足りていないと感じますか？**

1日の大半を座って過ごしていると体がなまってしまい、リラックスして眠りにつくことができなくなってしまいます。とはいえ寝る直前に運動すると、気分が良くなる物質のエンドルフィンが血液中に増え、脳が覚醒してしまいます。

□日常的にカフェイン入りの紅茶やコーヒーを飲んでいますか？

紅茶やコーヒー以外にも、カフェインはさまざまなものに含まれます（鎮痛剤、炭酸飲料、アイスクリームなど）。カフェインは刺激が強いため、夕方の5時以降に摂取すると、夜の睡眠に影響します。

□長時間働いたり、シフト制の仕事をしていますか？

このような働き方の人は、濃厚で脂肪分が多く含まれる食事をとってしまったり、食べる時間が遅くなりがちです。そうすると、消化器系に過度な負担がかかって寝つきが悪くなり、睡眠が妨げられます。さらに、消化不良や逆流性食道炎を起こすと、不快感で夜中に目を覚まして胃腸薬を飲むことになるかもしれません。

□日常的にアルコールを飲みますか？

アルコールは飲むと体から水分を奪うため、睡眠を阻害します。また、アルコールには利尿作用があるため、飲酒してから眠ると、夜中にトイレに起きてしまう可能性もあります。

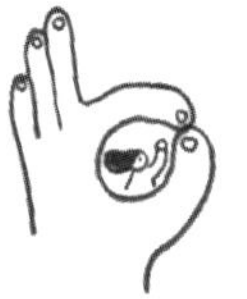

睡眠の邪魔をする寝室とは？

多くの人は、オフィスやゲーム・パソコン用の部屋、物置、子どもの遊び部屋と寝室を兼用しています。そうした寝室には衣服、汚れた洗濯物、ペット、情報端末、その他日中に使用したものが散乱しているかもしれません。

睡眠衛生に関する研究の多くは、寝室を心の落ち着きや安らぎを得られる神聖な場所にすることを推奨しています。私たちはせわしい仕事を思い出させるものや散乱したもの、明るい光、環境音、情報端末を寝室から排除する必要があります。ペットや子どもと同じ部屋で眠るかどうかも、慎重に考えなくてはなりません。あなたの寝室を振り返ってみましょう。思い当たる点はありますか？

□ 室温が高い

寝室の温度が高すぎると、睡眠に影響を及ぼす場合があります。汗をかき、脱水状態に陥るからです。そうすると飲み物が欲しくなって目が覚め、飲めば今度はトイレに行きたくなって再び起きるかもしれません。

□寝室が明るい

光が目に入ると、アデノシン（神経化学物質の一つ。これが増加することで、私たちは朝になるとすっきり目を覚ますことができます）が放出され、脳が覚醒します。寝室のカーテンが薄かったり、外の光が入ってきたり、部屋の中にLEDライトの明かりが灯っていたりすると、睡眠が妨害されてしまいます。

□うるさい

眠っているときも、私たちの脳は常に敵や危険を警戒しています（これは、人間の生存本能です）。そのため、にぎやかな環境にいたり、近隣の騒音が気になる環境にいたりすると（大音量の音楽、ドスドスする足音、道路の振動音、車や電車が走る音、冷蔵庫の音など）、あなたは強い警戒心を抱き、リラックスできません。人は、脳が警戒態勢にあると血液中のコルチゾールとアドレナリンの分泌が増えるので、「お休みモード」に入ることなく、「闘争・逃走・凍結反応」（危険や恐怖に直面した生物が「凍結」して周囲の状況を把握し、生存のために「闘争」または「逃走」の準備を整えること）を引き起こします。

□体に合わないマットレスを使っている

ちょうどいいマットレスは、硬すぎても柔らかすぎてもいけません。腰痛や関節痛で苦しんでいる人は特に、硬すぎるマットレスによって睡眠が妨害されます。反対に、柔らかすぎるマットレスは、体をしっかり支えられず、腰痛を引き起こしたり、悪化させたりもします。また、高価な低反発のマットレスは熱がこもり、眠っている間に体温が上がりすぎてしまうことがあります。さらに、マットレスにダニが繁殖すると鼻炎や喘息などの症状を引き起こし、くしゃみや鼻づまりが原因で夜中に眠れなくなることもあります。

□寝室にデジタル機器がある

ベッドでテレビを観ると、とても贅沢な気分になるかもしれませんが、チカチカする大きな画面は睡眠を妨げます。近年、私たちはあらゆる形態の番組をさまざまなデバイス（タブレット、スマートフォン、パソコンなど）で観るようになりました。しかし、画面から発せられるブルーライトを浴びると、私たちの脳はスイッチをオフにしたり落ち着くことが難しくなります。睡眠を促進するホルモンである「メラトニン」の分泌が抑制され、脳波が活発になり、私たちは本当に眠りたいときに目が冴えてしまいます。

□寝室がペットと一緒

大好きな猫や犬、ブタ、あるいはヘビが自分のベッドで丸くなっていると、幸せかつ心地良い夜を過ごせるという人もいます。しかし人によっては、自分の寝室にペットがいるのは耐えがたいことです。ペットの毛がアレルギーを引き起こしたり（それによってくしゃみなどの症状が出ます）、ペット（特に犬）の臭いに不快感を覚えたり、ペットの動きが睡眠を邪魔したりするからです。

□寝室が赤ん坊と一緒

寝室を子どもと一緒にするかどうかは、子育てにおける争点の一つです。赤ん坊と一緒のベッドで眠りたい——つまり添い寝したいと考える親はたくさんいます。添い寝をしたほうが、家族みんながより良い睡眠をとれるからです（片方または両方の親が夜中に何度も起こされる場合を除きます）。しかし、赤ん坊と添い寝するかどうかは、人それぞれです。また、赤ん坊は仰向けの体勢で、比較的温度の低い部屋で眠ることが安全とされていて、添い寝のガイドラインもあります。大きくて暑い大人のベッドで眠ることは、赤ん坊の健康に危険を及ぼす可能性があります。赤ん坊が大人の体や毛布、あるいはペットに押しつぶされたり、口や鼻を塞がれて窒息したりしないよう、安全を確保しなくてはなりません（第7章参照）。

また、睡眠に影響する人的要因には次のようなものがあります。思い当たる点はないか、チェックしてみましょう。

□眠るときの癖がある

自分自身に眠るときの奇妙な癖があるという人もいれば、パートナーの眠るときの癖に悩まされているという人もいます。眠るときの癖には、いろんなものがあります

（毛布を独り占めする、枕を叩くなど）。他にも、スマートフォンなどのデバイスを頻繁に（しかも夜通し）チェックする、いびきをかくといった迷惑な癖もあります。

□（パートナーと）眠るときの体勢が気になる

付き合い始めたばかりのカップルは、お互いに抱き合って眠ると幸せな気持ちになるでしょう。しかし付き合いが長くなるにつれ、カップルはお互いの存在に慣れてきたり年をとったり、あるいは病気を患ったり妊娠したりすることもあります。そうすると、徐々に体を離し、それぞれの体勢で眠るようになるかもしれません。眠るときに体を大の字にしたり、手足を毛布から出したりするのが好きな人もいれば、母親のお腹の中にいる赤ん坊のように背中を丸めて眠るのが好きな人もいます。カップル同士で毛布の奪い合いになることもしばしばあります。さらに、暖かくして眠るのが好きな人とそうでない人がいるため、同じベッドで眠っているカップルにとっては毛布の厚み（冬用か夏用か）も争点になります。

□不安、ストレスを感じている

不眠の大きな原因の一つが「不安」です。人によっては、常に頭が休まらないと感じているかもしれません。心配ごとが多すぎるため、精神的に負担がかかって眠れないという人もいます。また、真夜中に、なぜかすべてがうまくいかないように感じることもあるでしょう。まわりが静かで気を紛らわすものが何もないと、人は孤独を覚え、自分の悩みがとんでもなく大ごとのように感じてしまうからです。現代人にはさまざまな悩みが尽きず、私たちが不安を覚えるのはおかしなことではありません。そして不眠症は体の病気、障害、ホルモンの変化、遺伝、あるいは月の磁力など、さまざまな条件が原因となって発症します。

いかがでしたか。思い当たる点はいくつありましたか?

習慣を見直したり、寝室を睡眠に適した場所に整えることで、あなたの睡眠の質と量を大幅に上げることができます。

次の章からは、これらのポイントについて改善する方法を提案します。

2分間セルフケア

14

チャイルドポーズ

Relaxing exercise

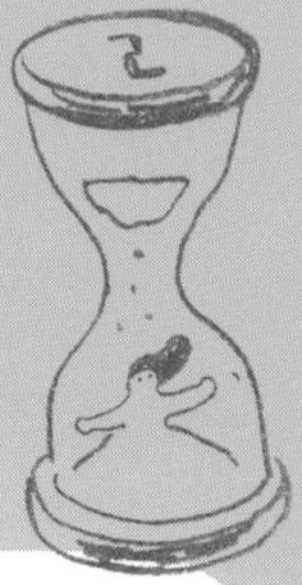

少しの時間デスクから離れるか、今やっていることを中断しましょう。

静かなスペースまたは誰もいない場所を見つけたら、床に膝をつきます。

そのまま正座の姿勢になり、上体を前に倒してください。

前方の床に沿って両腕を伸ばしていき、床に手のひらをついて、両腕の間に頭を落とします。

体を前後に伸ばしたら、力を抜きます。

呼吸を続けながら、体を伸ばしたり力を抜いたりするのを繰り返してください。

腕、背中、お尻が伸びていくのを感じてください。再び体を前後に伸ばしたら、力を抜きます。ゆっくりと上体を起こし、両肩を後ろに向かって3回まわします。

さあ、どのような気分になりますか？

2分間セルフケア

15
ランジ・ストレッチ

Energizing exercise

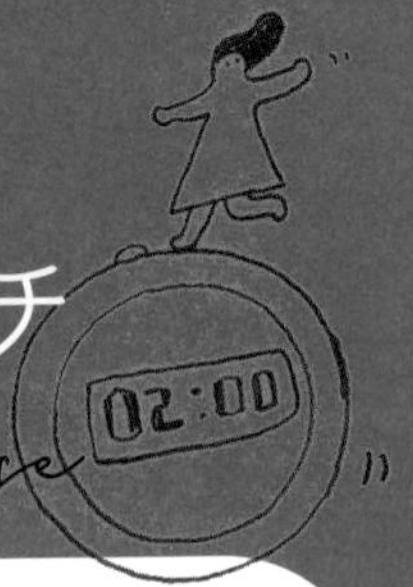

つかまることができる台を見つけてください。

体の正面を台に向け、足を腰幅に開き、台の端から2歩離れた場所に立ちます。

台につかまって体重を預け、腰を落として両膝を曲げ、ランジのポーズをとります（ランジとは、足を前後に開いて腰を落とし、前の脚は膝を曲げて後ろに引いた脚は膝を伸ばし、股関節や膝関節の曲げ伸ばしを行うエクササイズです）。

腕はまっすぐに伸ばしましょう。このポーズをしばらくキープしてください。

膝をゆっくりと伸ばし、立って最初の姿勢に戻ります。ランジのポーズをとるときは、腰を落として膝を曲げ、体を無理に伸ばしたり痛みを我慢したりせずに、ゆっくりと行いましょう。

これを左右6回ずつ繰り返します。

終わったら立ち上がり、姿勢を正してください。

2分間セルフケア

16
アクティビティを選ぶ

Writing exercise

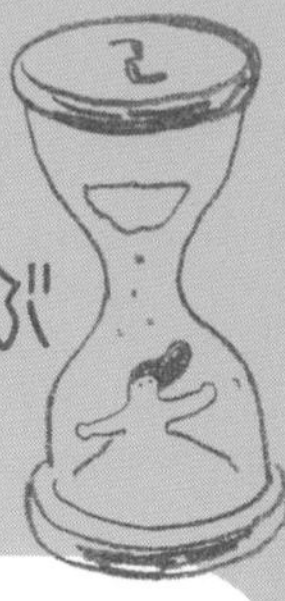

あなたがひと休みしたいと感じたら、このセルフケアを行ってみてください。

何も書いていない紙を横向きにしてテーブルの上に置きます。左の辺を上辺に合わせて斜めに折り、折ったところに折り目をつけます。右側の余った部分は手でちぎるか、切り取って正方形の紙をつくります。

紙をテーブルの上に置き、４つの角を中心に向かって折りましょう。そうすると、先ほどより小さい正方形ができます。

紙を裏返し、再び４つの角を中心に向かって折り、紙を裏返します。

半分に折り、袋の部分に親指と人さし指を入れて４つの角を中央に集めます。

袋を広げながら親指と人さし指を前後左右に動かすとパクパクと開くことができる工作ができあがります。

ペンを用意して、４つの袋の外側にそれぞれ言葉を書きます

（「水泳」「ダンス」「昼寝」「ストレッチ」など）。

指を外し、ひとつ前の正方形の状態に戻します。裏返すと8つの三角形があるので、それぞれに言葉を書きます（「お茶を飲む」「休憩する」「笑顔になる」「深呼吸をする」「音楽を聴く」など）。

紙を折り直したら、再び親指と人さし指を袋に入れます。目を瞑り、前後左右にパクパクと動かしたら、手をとめます。そのときに目に入ってきた4つの言葉が、あなたが2分間の休憩中に行う「自分へのご褒美」です。

どうぞ、楽しんでください。このセルフケアは、パートナー、子ども、友達と行ってもいいでしょう。書いてある言葉は、いずれも行うと気分が良くなることばかりです。

2分間セルフケア

17

腹式呼吸

Breathing exercise

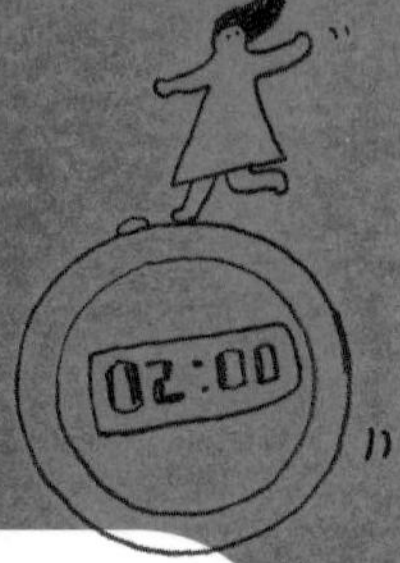

このセルフケアは、あなたが呼吸をしながらリラックスしたり、自分の体に対する意識を高めたりするのに役立ちます。就寝前に行っても、起きてすぐ心を落ち着かせるために行ってもいいでしょう。

背中を壁につけてあぐらをかく、または高い背もたれのある椅子に座りましょう。

片方の手のひらを胸に、もう片方をみぞおちに当てます。胸に手を当てたまま、鼻からゆっくりと深い息を吸います。

息を吸うときに胸部が広がり、息を吐くときに胸部が縮むのを手のひらで感じましょう。

この呼吸を3回行います。

次に唇をすぼめて呼吸を続け、今度は腹部が膨らんだりへこんだりするのを感じてください。

呼吸をしながら、体の変化に意識を向けましょう。

2分間セルフケア

18

セルフハグ

Energizing exercise

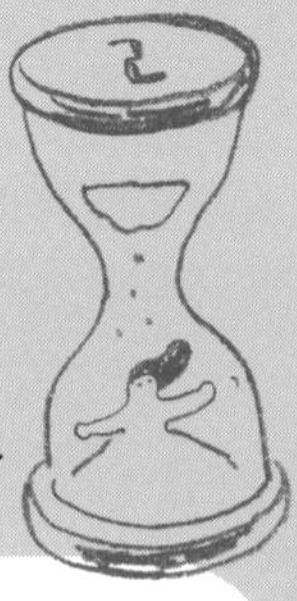

静かな場所を見つけ、足を腰幅に開いて立ちます。
頭をまっすぐにしたまま、両腕を横に伸ばしましょう。
右手を左脇の下に、左手を右脇の下に持っていき、両腕で自分の体を包み込みます。
自分自身を抱きしめてください。
ギュッと抱きしめたら、両腕を離します。
そうしたら、もう一度ギュッと抱きしめます。
再び両腕を横に伸ばし、今度は左腕を下にして、自分自身を抱きしめてください。
これを3回繰り返します。

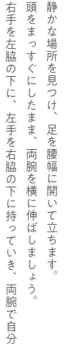

2分間セルフケア

19

食器洗いのマインドフルネス

Energizing exercise

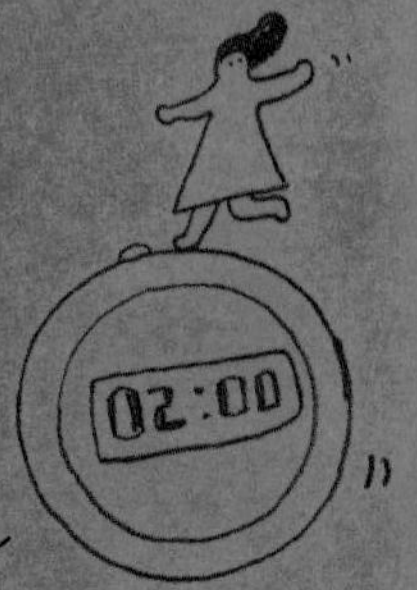

私たちは、意識して家事を行うことで脳を休めることができます。

洗い物があれば、ボウルやシンクにお湯を溜め、食器用洗剤を入れ、自分の動作に意識を向けながら洗ってみましょう。一つひとつの食器を注意深く扱い、ブラシやスポンジを使って磨いたりこすったりし、お湯の感覚や泡の匂いを楽しんでください。

徐々に洗い物が片付いていく様子に意識を向けます。

自分の手で食器がきれいになっていく感覚を楽しみ、すすぎを行ってください。

食器の色やピカピカの洗い上がり、そして泡に注目します。洗い終わった食器は、水切りラックに置いてください。マインドフルネスを意識しながら、残りの食器も洗いましょう。

2分間セルフケア

20

ロールダウン

Relaxing exercise

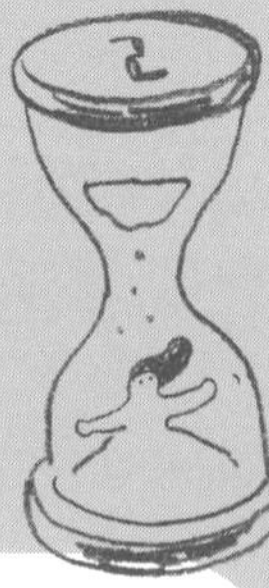

このセルフケアは、就寝前または朝起きたときに行うといいでしょう。

足を腰幅に開き、自分の体がアルファベットのAの形になるようにして立ちます。

両腕を頭の上に軽く伸ばしたら、上体を前に倒しながら腕を下ろしていきます。

できるだけ深く前屈して、可能であれば手で床を触ってください。

膝の力を抜き、前屈の姿勢を数秒間キープします。

次に、背骨を下から一つひとつ伸ばすつもりで起き上がり、まっすぐ立ちましょう。

少し休んだら、これを3回繰り返します。リラックスしてください。

睡眠に効くツボ

「ツボ押し」は体が持つ治癒力を刺激する治療法であり、伝統中国医学で3000年以上前から受け継がれてきました。中国医学の施術者（鍼師、指圧療法師など）であれば睡眠障害の治療を行えますが、自分でできることもあります。特定のツボを指圧することで、心身をリラックスさせて睡眠を促進する方法を紹介します。

1. 右手の人さし指を使って、左手の小指側の手首の付け根にある小さなくぼみ部分を見つけます。人さし指をくぼみに優しく押し込み、1～2分間マッサージしましょう。

2. 右足の内くるぶしから指4本分上がったところが「三陰交《さんいんこう》」のツボです。すねにある最も太い骨のすぐ内側を強く押しながら、円を描くように数秒間マッサージしましょう。

3. 仰向けの姿勢で横たわり、両膝を立てます。片方の手で反対側の足を持ち、人さし指を使って足裏の真ん中にあるくぼみ部分を見つけます――これが「湧泉《ゆうせん》」のツボです。ツボにしっかりと圧を加えながら、円を描くようにマッサージしてください。反対側の足も同様に行いましょう。

4. 手のひらを上に向けます。左手首の付け根のしわから指3本分ほど肘側で、2本の腱の間にあるのが「内関《ないかん》」のツボです。右手の人さし指を使って、内関のツボに一定の圧力をかけます。次に、圧を加えながら円を描くようにして、4~5秒間マッサージしてください。反対側の手首も同様に行いましょう。

5. 両手を頭の後ろに当てます。両耳のすぐ後ろにある骨の出っ張りを見つけましょう。その下のくぼみ部分に親指以外の指を当て、後頭部に向かって指を滑らせ、首の付け根と頭蓋骨がつながる部分を触ります。両手の指を組んだら、手のひらをゆっくり頭から離し、手でお椀の形をつくります。頭蓋骨に向かって両手の親指を深く強く押し込みながら、円を描くように動かしてください。深い呼吸をしながら、これを4~5秒間行ってください。この部分を「風池《ふうち》」のツボといい、刺激することでストレスが減少し、心が落ち着き、呼吸が楽になります。

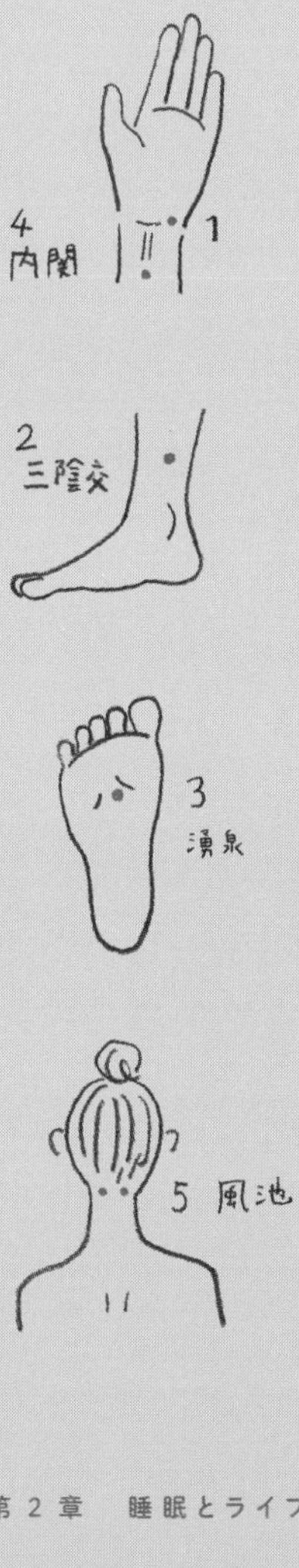

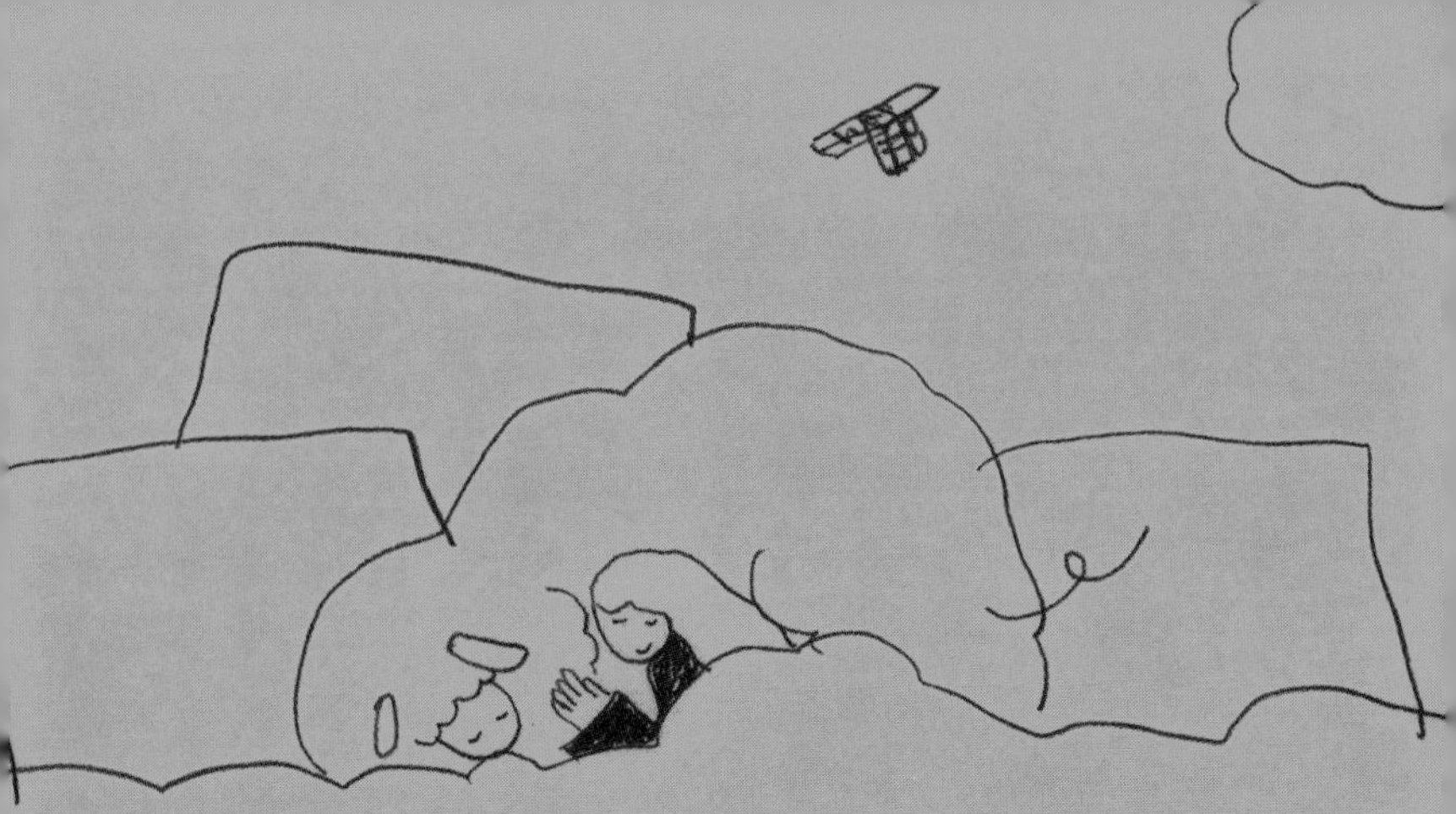

第3章

睡眠に最適な環境を整える

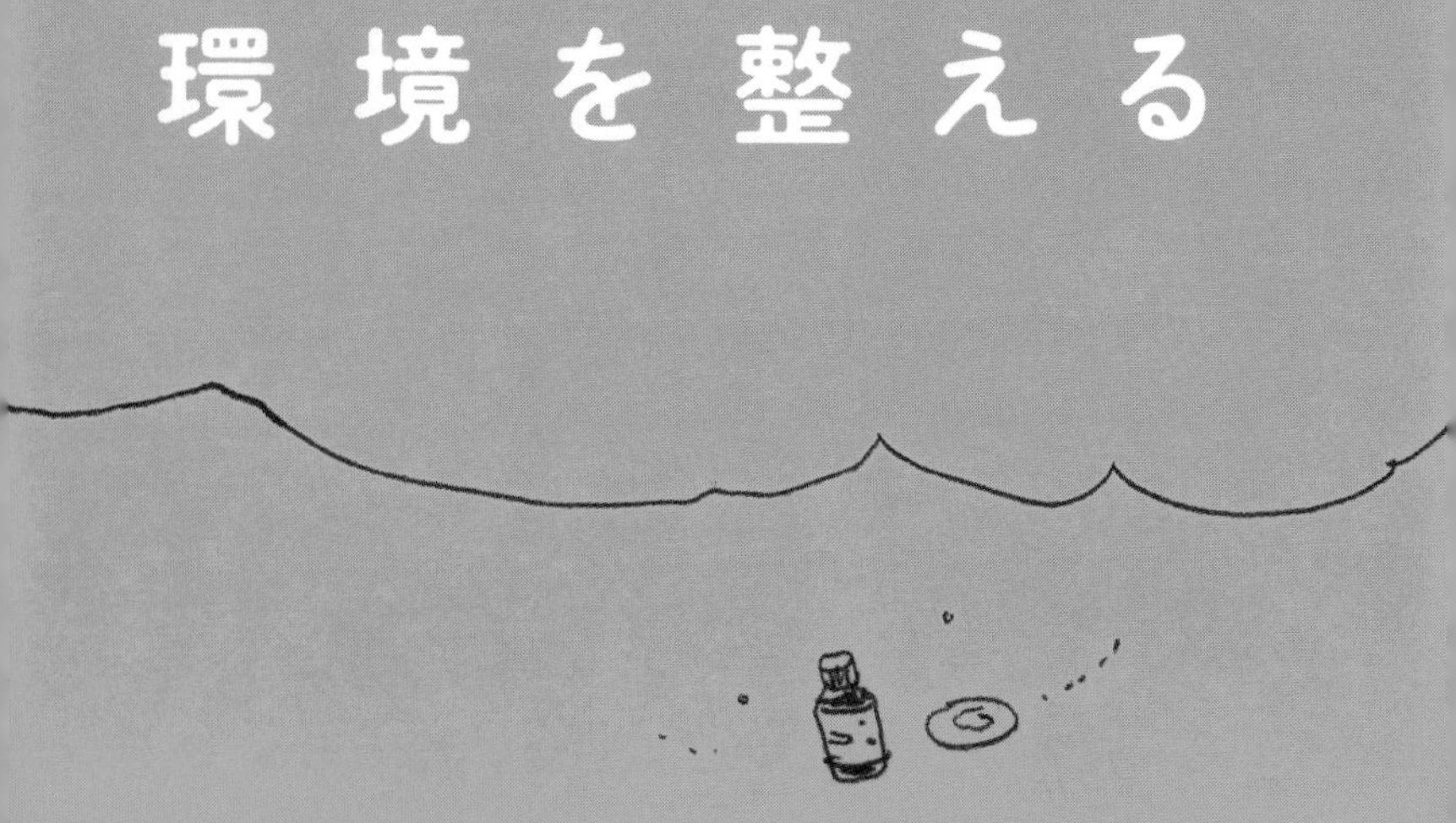

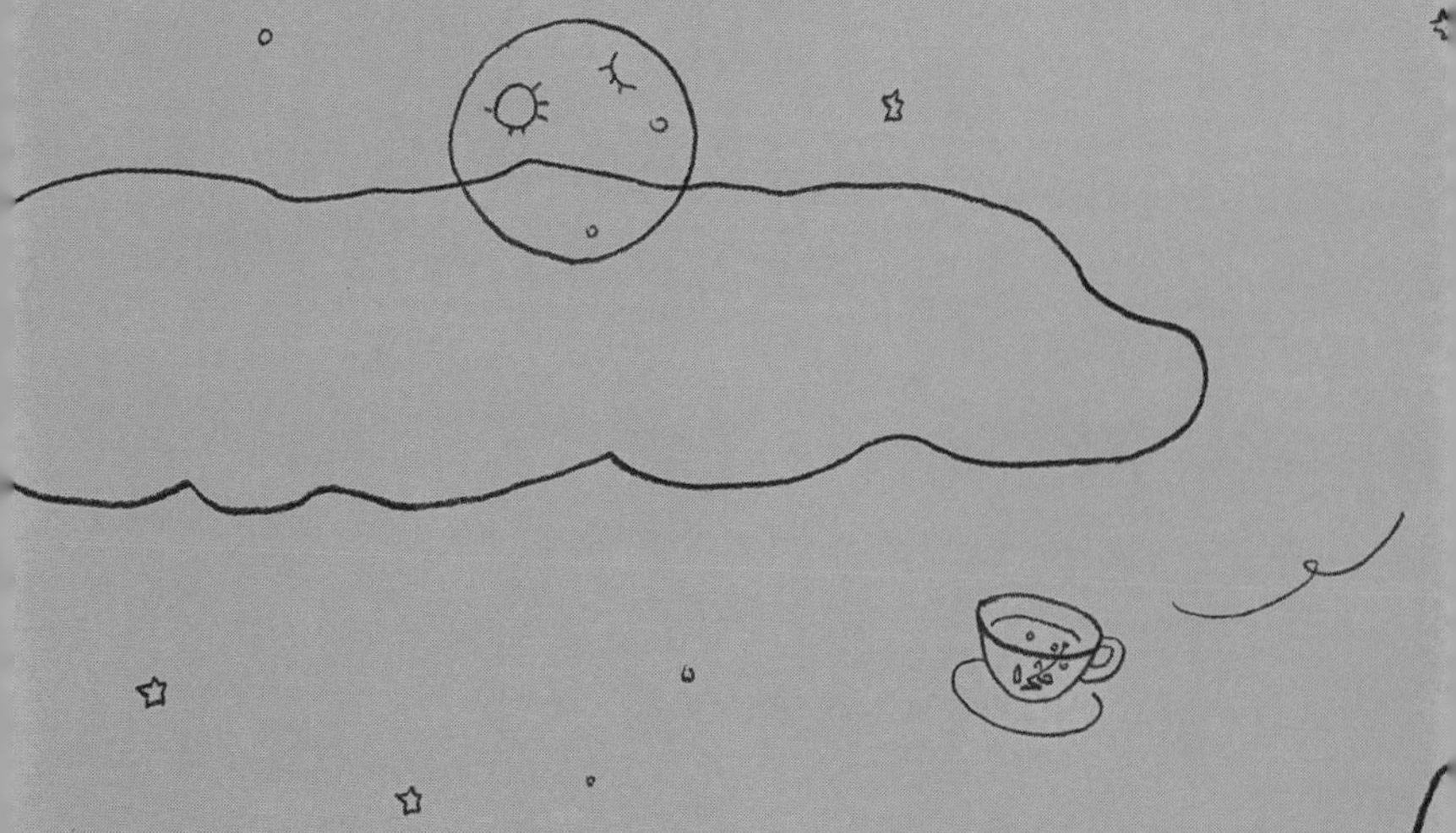

眠りたいのに寝つけないことがよくありますか?

ベッドに横たわったまま、
眠れずにずっと天井を見つめていることは?

ベッドでじっとしていられずに、
起き上がってそわそわすることはありますか?

暗闇の中で目が冴えわたり、
落ち着かない気持ちになることは?

そんな状態で無理に眠ろうとすると、
人は非常に消耗して孤独を感じてしまいます。

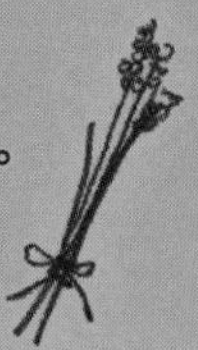

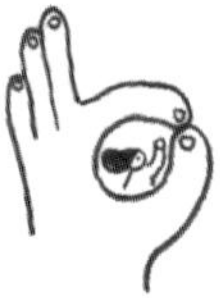

不眠の原因を突き止める

ある研究によると、40〜50パーセントの人は睡眠に関する問題を何かしら抱え、少なくとも3人に1人は不眠症に悩まされています。

さらに、67パーセントもの人は夜中に目を覚まし、22パーセントの人は毎晩の寝つきが悪いとされます。

とりわけシンガポール、日本、ブラジルでは睡眠不足に悩む人の割合が高く、オランダ、ニュージーランド、フランスに住む人はしっかり睡眠をとれています。また、現代におけるアメリカ人の平均睡眠時間は、1942年の平均に比べて1時間短い6・8時間となっています。

実は、こうした不眠の原因は、私たち自身にあることが少なくありません。つまり、睡眠を改善するには、不眠の原因を突き止める必要があります。中には、複数の原因が組み合わさっている場合もあります。

眠れない原因を理解することは、不眠を解決するための第一歩です。

【不眠症の種類】

■一過性不眠症

一時的に眠れなくなる症状で、その原因の多くはストレス、失業、離婚、事故、悪い知らせ、そしてその他の困難な状況です。

■慢性不眠症

1週間のうち眠れない日が少なくとも3日あるという症状が3カ月以上続くことです。その原因にはPTSD（心的外傷後ストレス障害）をはじめとする何らかのトラウマ、あるいはストレスが考えられます。慢性不眠症に陥ると、眠りについたり、長時間眠ったりすることができなくなる人もいます。

■併存不眠症

不安やうつ病など、精神的および心理的な問題に関連しています。その他の原因には、関節痛、背中の痛み、何らかの持病なども考えられます。

■入眠困難

寝つきが悪い状態を指します。入眠困難にはさまざまな原因が考えられますが、その一つにブルーライトを発するスクリーンなど、デジタル機器の使いすぎが挙げられます（第4章参照）。それ以外には、不安、ストレス、トラウマ、幼少期のつらい経験が関係しているかもしれません。

■中途覚醒

夜中に目が覚め、その後眠れなくなってしまう状態を指します。原因はストレスや不安の場合もあれば、ホルモンの変化（閉経など）、加齢、アルコールや薬物の摂取の場合もあります。

■産後不眠

産後に授乳や夜泣き、そしてホルモンの変化が原因となり、睡眠が阻害されることを指します。また、産後うつや疲労、赤ん坊を育てることに対する緊張やストレスが原因となっている場合もあります。

睡眠を脅かす7つの大敵

ベッドに倒れ込み、枕に頭を乗せた瞬間に眠れるという幸運な人もいます。しかしベッドに入ってもなかなか眠りにつくことができないという人もたくさんいます。すぐに寝つけない人は、夜が近づくにつれて「疲れているのに今夜も眠れないだろう」という嫌な感覚に襲われるかもしれません。人は疲れすぎると落ち着かなくなり、テレビ番組をいっき見したりスマートフォンやノートパソコンをいじったりしてしまい、眠気が覚めてしまいます。あるいは、リラックスしようとしてゲームをしたりアルコールを摂取したりして、朝まで眠れなくなることもあります。十分な睡眠をとるためには、まず睡眠を妨げている原因を見つけることが大切です。

1. ストレス

ここでは、私たちがしばしば直面する問題が登場します。人生には、いつだって思いがけない出来事が起きるものです——悪い知らせ、リストラ、人間関係の悩み、子育ての問題、病気、お金の問題、離婚、別れや別居、ご近所トラブル、仕事の問題、友達との喧嘩、運転中の苛立ち、交通の遅れ、試験に失敗すること、難しい仕事の面接、パンデミックなど。こうした出来事はストレスを引き起こし、血液中にコルチゾールやアドレナリンが過剰に分泌される原因になります。私たちはストレスを感じると、その原因を解決しようとして、夜中にベッドで横たわったまま緊張を覚えます(暗闇の中で大して何もできないときこそ、物事は実際よりも悪いように見えてしまいます)。

2. 睡眠障害

睡眠障害の症状には、下肢静止不能症候群(むずむず脚症候群)、下肢掻痒《そうよう》症、睡眠時随伴症――夜驚症、悪夢、夢遊病、寝言、睡眠時無呼吸症候群(いびきを伴う)など――が見られます。こうした症状は睡眠を妨げるだけでなく、危険を及ぼすこともあります(たとえば、夢遊病を発症して外へ出てしまうなど)。

3. 体の健康状態

関節炎、高血圧症、パーキンソン病といった持病を長年患っている人は特に、病気や痛みが不眠症の原因になることがあります。ホルモンの変化(エストロゲンやプロゲステロンが低下して寝汗をかくことがある閉経時など）が原因で、体が混乱する可能性もあります。また、女性は妊娠すると落ち着かなくなって寝つけなかったり、消化不良を起こしたりします。さらに、人は年をとるにつれて眠りが浅くなるので、高齢になると男女ともに寝つきが悪くなります。

4．心の健康に関する問題

うつ病、不安、ＡＤＨＤ（注意欠如・多動性障害）といった症状があると、人は睡眠不足になることがあります。また、真夜中に思い悩んだり、ＯＣＤ（強迫性障害）によって強迫観念に襲われたり、何らかの思考が繰り返し浮かんでくると、疲弊し入眠や安眠の妨げになります。

5．投薬

人によっては、うつ病の治療薬が原因で眠れなくなることもあります。多くの抗うつ薬（抗うつ薬にはさまざまな種類があります）や市販薬にはカフェインが含まれていて睡眠に影響するため、服用を拒否する人もいます。また、抗うつ薬の長期的な服用は神経系にも変化をもたらすため、服用をやめると寝つきに影響します。

6. 食べ物や飲み物

遅い時間にたくさん食べすぎると、眠れなくなることがあります。さらに、脂っこい食事、揚げ物、香辛料がたくさん入った食事は消化に悪いため、食べると不快感を覚えて寝つきが悪くなります。また、アルコールは深い眠りのレム睡眠を阻害するため、記憶や夢が脳に定着しにくくなります。夜中のトイレの回数が増えたり、二日酔いになることもあります。

7. 環境

眠りたいのに眠れないときには、大きな原因がいくつか考えられます。

騒音／明かり／気温／パートナーのいびき／毒素および化学物質の臭い／ペットとの添い寝／子どもとの添い寝

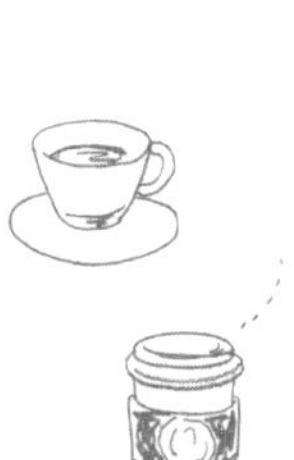

時差ぼけ

現代は長距離の航空路線がたくさんあるため、多くの人が時差ぼけを経験し、その結果睡眠障害にかかります。

世界中のタイムゾーンをまたいで移動する最大の問題は、体内時計の乱れです（西方面から東方面へ移動する場合は特に大きな乱れが生じます）。体内時計が「起きている時間」を指していると、人はなかなか眠りにつけません。

1時間の時差ぼけを解消するには約1日かかるため、12時間の時差がある地球の反対側へ移動した場合は、時差ぼけを解消するのに約12日かかります。時差ぼけが治るまでの間は、夜中に目が覚めたり、眠っても疲れがとれなかったりするかもしれません。

一番良いとされるのは、体内時計にかかわらず、明るい時間帯は起きていて、暗い時間帯は眠ることです。とはいえ、新しいタイムゾーンに脳や体が順応するまでは、夜間に眠れなかったり日中に眠たくなったりするのは仕方がありません。

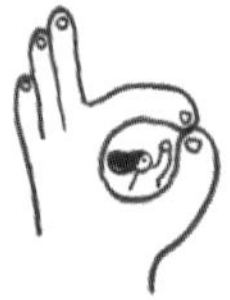ぐっすり眠れる寝室のアイディア

寝室は、睡眠やセックスに適した、落ち着いた場所であるべきです。仕事、食事、ゲームなど、睡眠の妨げになることをする場所ではありません。睡眠の改善は個人の課題ですが、難しいことではありません。誰でも基本的なことを守り、健康的な習慣を身につければ、睡眠衛生を改善できます。ここでは、睡眠に最適な寝室についてのアイディアを紹介します。

■室温

夜眠るとき、寝室は涼しくしておきましょう。睡眠に最適な室温は16〜18度です。部屋の温度が高すぎたり、風通しが悪いと、睡眠が阻害されます。

■インテリア

寝室のインテリアには心が安らぐ色や素材を使い、ぐっすり眠れるようにしましょう。青や緑は気持ちが落ち着くため、積極的に取り入れる人もいます。また、落ち着いたピンク、クリーム色、茶色、コーラル、テラコッタなどの暖色を好む人もいます。他にも、白を取り入れると穏やかでゆったりとした雰囲気になります。反対に、くどい、ごちゃごちゃとした模様や派手な壁紙は眠りを妨げるかもしれません。

■整理整頓

寝室がだらしなく散らかっていると、人は落ち着いて休めません。寝室に書類、新聞紙、空き缶、汚れた食器、空き瓶、使用済みの靴下などが散乱していると、穏やかな眠りにつけないでしょう。

■デジタル機器

寝室にデジタル機器（デスクトップパソコン、ノートパソコン、スマートフォンなど）を置いていると、遅い時間に使ってしまいがちです。そうすると脳が覚醒して眠れなくなるので、就寝前の1時間はデジタル機器の使用をやめましょう。

■暗さ

光は脳を刺激して覚醒させ、セロトニンの分泌を促します。そのため、部屋に遮光ブラインドや裏地つきのカーテンをつけたり、点滅するLEDライトを消したりすることが質の良い睡眠にとって重要です。

■騒音

デジタル機器やテレビの電子音は消しておき、雑音やパートナーのいびきの音を遮断したい場合は耳栓をつけましょう。

■マットレス

マットレスは、背中や手足に当たる部分は柔らかいほうがいいですが、ふわふわしすぎてはいけません。ある程度硬いほうがいいですが、硬すぎてもいけません。また、低反発のマットレスは熱がこもりすぎてぐっすり眠れない可能性があります。使用する場合は複数のスプリングや素材と組み合わせたものを選ぶといいでしょう。なお、マットレスにはダニなどの虫が繁殖しやすいため、定期的にクリーニングし、8年ごとに交換してください。

■シーツ

シーツは毎週洗濯して、交換しましょう。まっさらできれいで、いい香りがするシーツは睡眠の質を高めてくれます。

■ペット

自分のベッドに犬や猫がいることで睡眠が阻害されているなら、寝室に入れないようにしましょう。

■子ども

自分のベッドに子どもが潜り込んできたら、本人のベッドに連れ戻して寝かしつけましょう（添い寝することであなたの睡眠が阻害される場合は特に）。（第7章参照）

新たな習慣を取り入れる

睡眠に影響するのは、環境的な要因（明かり、騒音、気温など）だけではありません。私たち自身がしていることも影響します。日々抱えるストレス、不安、気分の落ち込み、過労、疲労は寝つきを悪くするだけでなく、夜中に目が覚める原因にもなります。

私たちが睡眠に良さそうだと思っている習慣が、実際には睡眠を妨げているということはよくあることです。

しかし幸いにも、私たちは自ら睡眠を改善することができます。質の良い睡眠をとるために、新たな習慣や行動を取り入れればいいのです。

ここでは、睡眠を改善するために役立つ習慣をいくつか紹介します。自分に取り入れられそうなものを見つけてみましょう。

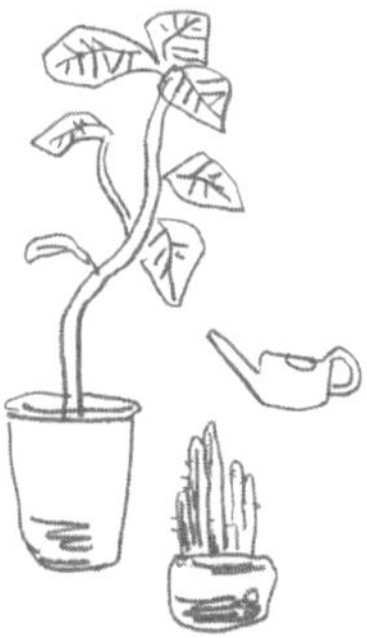

■運動

研究によると、日中に30分程度の運動を行うと睡眠が改善されます。しかし、夜9時以降に激しい運動をすると、血液中に大量のエンドルフィンが分泌されて目が冴えてしまい、睡眠が阻害されます。反対に、ストレッチ、ヨガ、ピラティスといった軽い運動は心地良い眠りを促します。また、就寝前に首や背中のストレッチを行うのもいいでしょう。

■食べ物

卵、魚類、鶏肉、ナッツにはトリプトファン（アミノ酸の一種でセロトニンの構成要素）が含まれているため、睡眠の質を上げるのに効果的です。また、ピーナッツバターを塗った全粒粉のクラッカーを数枚、または牛乳をかけたシリアルを就寝前に食べると、寝つきが良くなります。

■アルコール

アルコールは飲みすぎると体から水分を奪うため、飲むときは量を抑え、就寝前に水をたくさん飲みましょう。また、肝臓を休ませるために、1週間に1日は断酒してください。

■薬物

薬物を摂取すると精神状態が不安定になるため、睡眠または起床パターンに影響を及ぼします。さらに薬物には、中枢神経系を損傷したり、脱水症状を引き起こしたり、食生活を不規則にしたり、身体的ショックを引き起こしたりする化学物質が含まれることもあります。

■カフェイン

就寝前はカフェインの摂取を控えたり、デカフェの飲み物を飲むようにしましょう。チョコレートにもカフェインが含まれているため、食べすぎないようにしましょう。夕方5時以降はカフェイン入りの飲み物には気をつけてください。また、牛乳が入った温かい飲み物は眠気を誘います。

■昼寝

日中の仮眠や昼寝は、短時間（30分以内）かつ午後3時より前であれば問題ありません。午後3時以降に30分以上眠ると、ノンレム睡眠の第3段階（人間にとって大切な深い睡眠。17ページ参照）に入ってしまい、その分、夜に眠れなくなってしまいます。とはいえ、短時間の昼寝は疲れをとるために非常に効果的です（プレッシャーを感じている人にとっては特に）。

■セックス

就寝前にパートナーとスキンシップをとったりセックスをすると、温かく満たされた気持ちになり、寝つきがとても良くなります。キスにはリラックス効果や、気分が良くなる物質であるオキシトシンの分泌を促進する効果があります（オキシトシンは、授乳することでも分泌されます）。

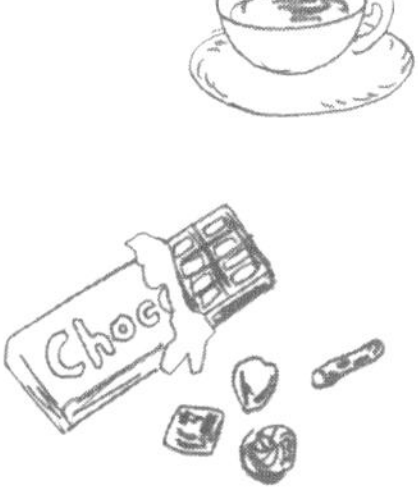

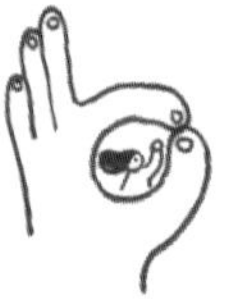

不安で眠れない夜は

眠りたいのに眠れない大きな原因は、私たちの頭の中に潜んでいます。

横になった瞬間にさまざまな考えが頭を駆け巡り、思考がとまらなくなることがあります。そうすると、私たちの体は不安で緊張状態になります。眠りたいと思っても、ベッドに横たわったまま余計に目が冴え、睡眠不足になったり、翌朝起きられないのではないかと心配してしまいます。睡眠不足に対する不安が毎晩蓄積すると、睡眠に対する恐怖心が芽生えてしまうこともあります。

しかし幸いなことに、世の中には睡眠を改善するためのサポート、研究、情報がたくさんあります。まず大切なのは、眠れない原因が自身のマインドセットにある可能性に気づくことです。

■瞑想

簡単な瞑想を5〜10分程度行うと、穏やかで落ち着いた眠りへ導かれます（36ページ参照）。

■クリエイティブ・ビジュアライゼーション

横たわった姿勢になり、自分が海辺や草原など素敵な場所にいるところを思い描くと、ゆったりとした気分で眠りにつくことができます（90ページ参照）。

■悩みを手放す

悩みごとをすべて日記やメモ帳に書き出すと、すっきりとした気分で眠りにつくことができます（88ページ参照）。

■夢日記

悪夢を見たり、繰り返し同じ夢を見たりして目が覚めることがあるでしょう。そういうときは、見た夢を夜中に書き出したり（暗闇の中でノートに殴り書きします）、朝になってから夢日記を書いたりしてください。セラピーを受ける場合は、自分が見た夢を書き留めたノートや日記を持っていくと役に立ちます。

■誰かと話す

夜になると悩みが次々と襲ってきて、不安で目が覚めたり、そもそも眠りにつけないことがあります。そういうときは、孤独で眠れない夜がずっと続くように感じられるかもしれません。話し相手が欲しいときは、パートナーや配偶者と話してください。あるいは、遅い時間に友達と電話をしたりメッセージを交換できるよう、あらかじめ予定を合わせておいてもいいでしょう。また、電話での悩み相談サービスも利用できます。

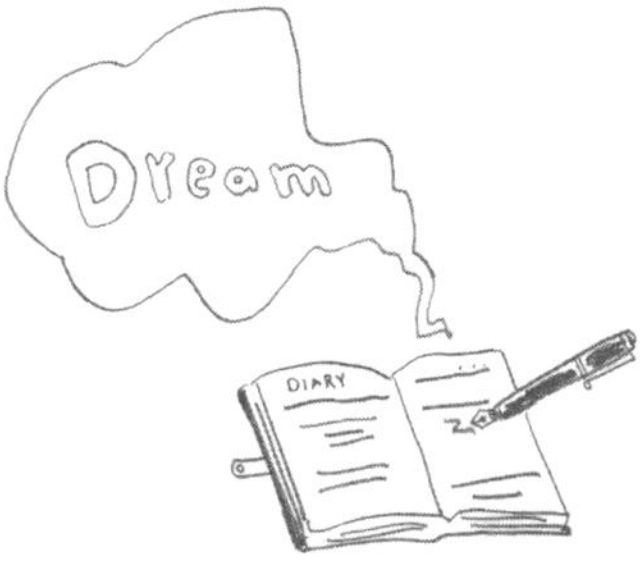

2分間セルフケア

21 外でお菓子を食べる

practical exercise

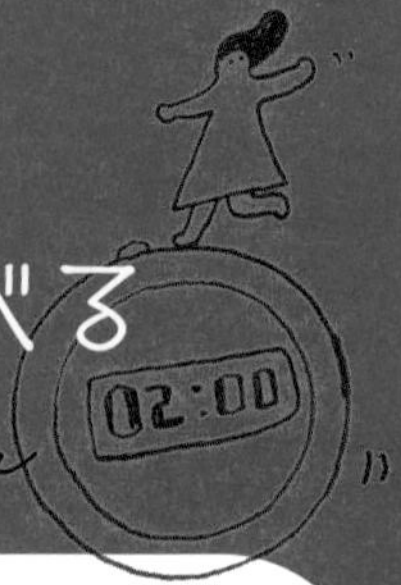

このセルフケアは昼休みや仕事のあと、あるいはただ疲れを感じたときに行えます。

美味しいお菓子を用意して、外のベンチに座りましょう。

まわりを見渡しながら、ゆっくりとお菓子を食べます。

スマートフォンは見ないようにして、口に入れたお菓子の味や食感に集中します。空、雲、木々に意識を向け、外で食べるお菓子の味を楽しみましょう。

肌をなでる風や差し込んでくる陽の光など、まわりの環境に意識を向けながら、ひと口ひと口味わってください。

食べ終わったら、そのまま数分間じっとしてください。

2分間セルフケア

22
座りながら行う前屈

Relaxing exercise

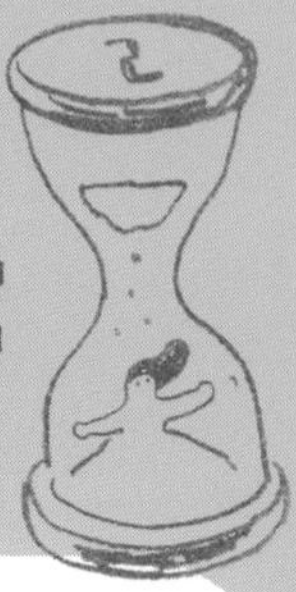

このセルフケアは、床にスペースがある自宅または誰もいない場所で行ってください。

両足を前に出し、お腹をへこませて背骨を伸ばし、坐骨で床を押すようにして座ります。

上体を両脚にかぶせるようにして腰から曲げ、両腕を前に伸ばします。

顎を胸に引き寄せ、上体を前に倒しましょう。

できれば両手で両足をつかみ、難しければ両手は脚の上に置きます。

このポーズを数分間キープしたら、体の力を抜いてください。

前屈が終わったら、床の上に横たわって体の感覚に意識を向けましょう。

2分間セルフケア

23

落ち着いた音楽を聴く

Relaxing exercise

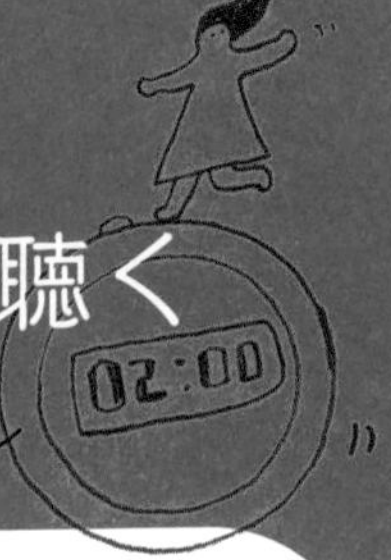

ソファ、ベッド、床の上、または野原でくつろぎます。

落ち着いた、心地良い音楽をかけてください（歌声は入っていてもいなくてもかまいません）。

仰向けの姿勢で横たわって全身を伸ばしたら、耳をすまします。音を楽しみ、心と体が音楽で満たされていくのを感じましょう。

ゆったりとした感覚、歌声、楽器、音楽を楽しみます。

2分間セルフケア

24 悩みごとリスト

Practical exercise

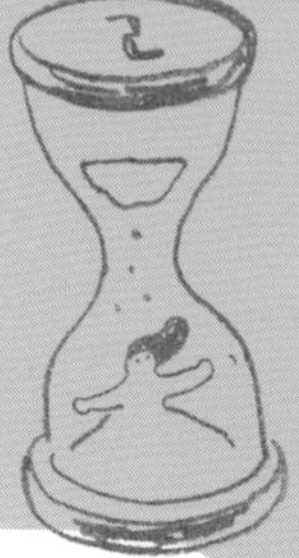

眠れないときは、上体を起こしたり立ち上がったりして、温かい飲み物（カフェインレス）をとり、そのときに抱えている悩みを紙に書き出してみましょう。

些細なことでもいいので、思いつく限りの悩みをたくさん書いてください。

これを「悩みごとリスト」と呼びましょう。

書き終わったら、紙を丸めてゴミ入れに捨て、改めて眠ろうとしてください。

あるいは、折りたたんだ紙を枕の下にしのばせ、翌朝読み返してもいいでしょう。

冷静なときに悩みを確認するのはとても良いことです。

しかしぐっすり眠るには、頭をすっきりさせて悩みを忘れることが大切です。

2分間セルフケア

25
理想のベッドを描く

Practical exercise

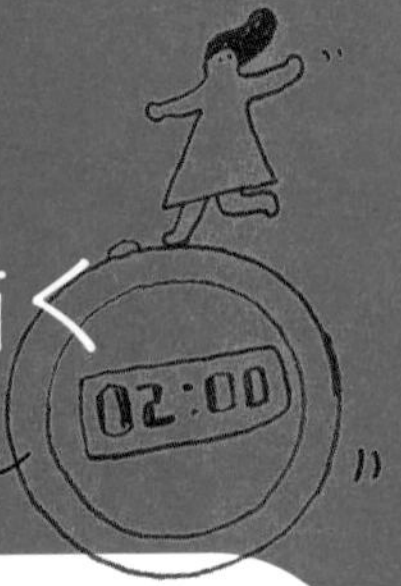

メモ用紙と書くもの（ペン、鉛筆、クレヨンなど）を用意してください。

深く考えずに、あなたが欲しいと思う、理想のベッドを描いてみましょう。

高い柱が4本ついた大きなベッド、美しい曲線の長椅子、車の形をしたベッド、かっこいいモダンな構造のベッド、ウォーターベッド、円形のベッド、あるいは床中にマットレスを敷き詰めた部屋全体をベッドとするなど――あなたはどのようなベッドを描きますか？

殴り描きでかまわないので、あなたが大の字でくつろぎたいと思う理想のベッドを描いてみましょう。

2分間セルフケア

26

森林の小道

Visualization

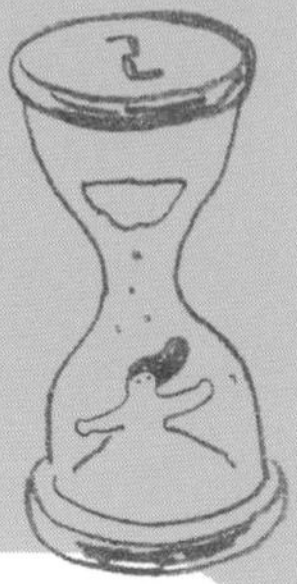

ベッド、ソファあるいは床の上でくつろいでください。寒いと感じたら、ブランケットや布団をかけます。目を瞑り、ゆっくりと呼吸しましょう。

美しい森林を思い描きます。木々の枝葉が頭上を覆い、鳥たちが歌い、小動物が跳びまわり、枝の間から陽の光が差し込む様子を想像してください。あらゆる葉っぱや木の幹の色を想像します。

野花や巣穴を走るリスの姿が浮かんでくるかもしれません。あなたが森林の小道を歩いていくと、陽の光が地面に影を落としています。一歩ずつ足を前に出し、顔を上げ、森林中を見渡します――あたりに人影はなく、とても静かです。

そのまま歩き続けて、まわりに広がる美しい風景を見渡しましょう。しばらくしたら目を開けて、少し間を置き、気持ちの変化に意識を向けてください。

2分間セルフケア

27

ブテイコ呼吸法

Breathing exercise

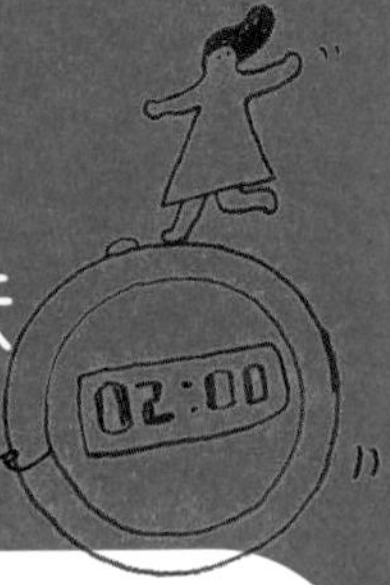

ベッドに座って口を閉じたら、軽く息を鼻から吸って鼻から吐き、自然な呼吸を約30秒間行います。

次は呼吸に意識をおきながら、もう一度息を鼻から吸って鼻から吐きます。

口を閉じたまま、親指と人さし指を使って優しく鼻をつまんでください。

息を吸いたくなったら、引き続き口を閉じたまま親指と人さし指を離し、鼻で深い呼吸をします。

自然な呼吸に戻したら、目を閉じてリラックスしましょう。

注：この呼吸法は1950年代に呼吸器疾患の治療に呼吸法の治療を提案した旧ソ連の医師、コンスタンチン・パブロビッチ・ブテイコに由来します

2分間セルフケア

28

子守唄をハミングする

Energizing exercise

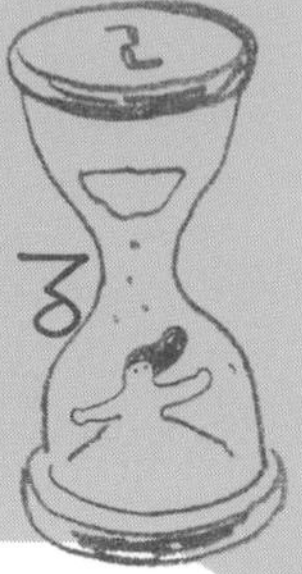

誰だって、子どもの頃に好きだった子守唄や、自分の子どもに歌った子守唄を覚えているでしょう。

気持ちを楽にして、子守唄をハミングするか口ずさんでください。

歌詞を覚えていなければハミングして、「音を出す」という感覚や音を出したときの気持ちを楽しみます。

優しい記憶がよみがえってきたり、どこか寂しくて懐かしい気持ちになるかもしれません。

子守唄を静かにハミングするか口ずさみながらリラックスして、よみがえってくる記憶や湧いてくる感情を受け入れましょう。

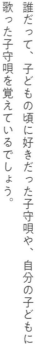

2分間セルフケア

29
「私はぐっすり眠れる！」

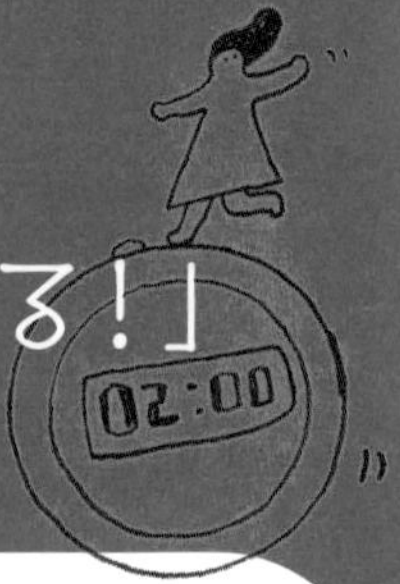

Visualization

睡眠に対する意識は、変えることができます。自分の睡眠に対してネガティブなイメージを持っていると、それが現実だと思い込むようになってしまいます――「私は寝つきが悪い」「私は眠りが浅い」など。睡眠に限ったことではありませんが、ポジティブな意識はその人の行動に影響します。自分の睡眠は自分で管理し、改善することができます。

ポジティブな言葉を口にすると、次第にポジティブな思考が身につきます。夜眠る前に、次のフレーズを唱えてみましょう。

「私は寝つきがいい」
「私は朝まで眠り続けることができる」
「ここはポカポカしていて、心地がいい」
「ここは安全でリラックスでき、私は気持ち良く眠ることができる」

第4章 睡眠とスクリーン

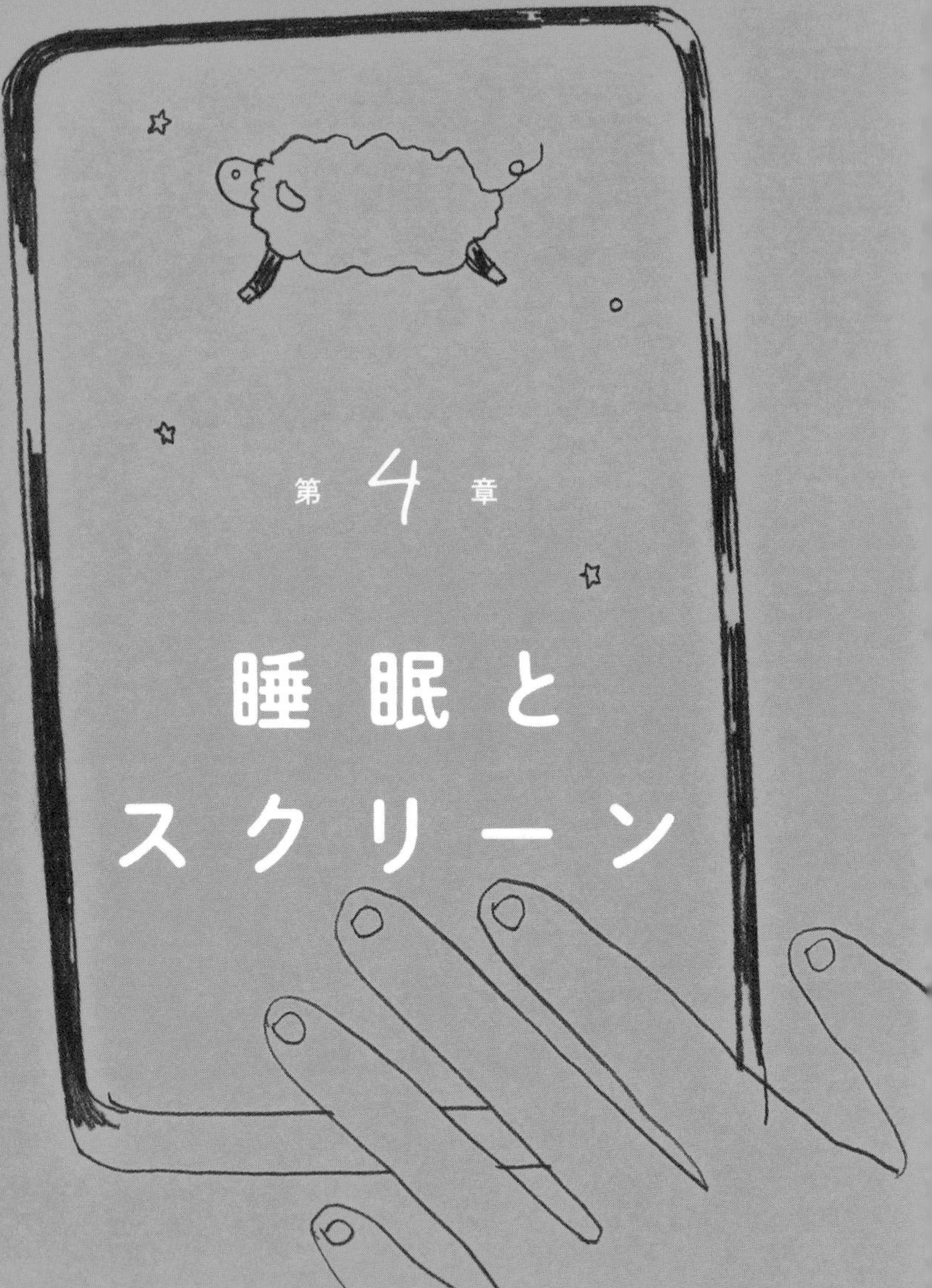

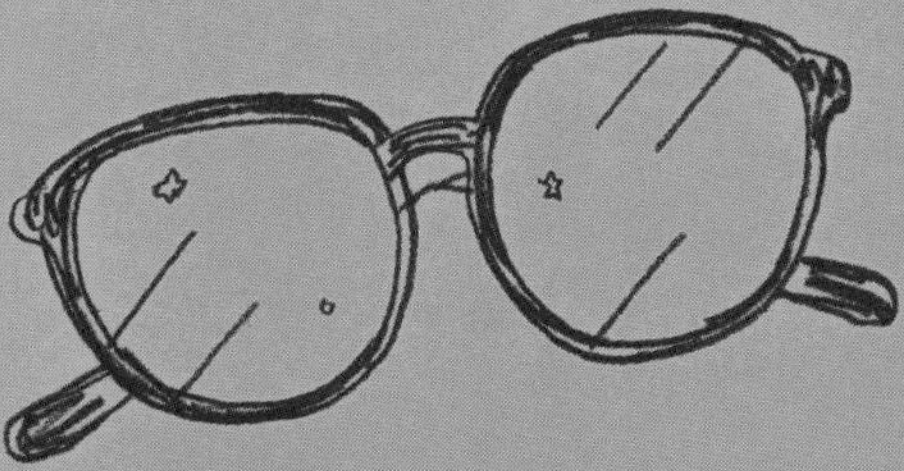

私たちは四六時中スクリーンに囲まれています。

スマートフォン、ノートパソコン、
タブレット、デジタルウォッチ、テレビなど。

あなたは何を、1日にどれくらい見ていますか?
寝室にパソコンやスマートフォンを
持ち込んでいますか?

眠りにつくギリギリまでスマートフォンを
チェックしていませんか?

ベッドの中でも落ち着かず、
目が冴えわたることがありますか?
目や脳が疲れていると感じることがありますか?

スクリーンは、あなたの脳に大きな影響を
与えています。
あなたが眠れない原因は、
スクリーンにあるのかもしれません。

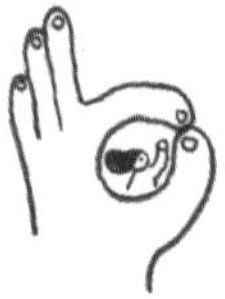

スクリーンが脳に与える影響

今から50年ほど前、人々にとって身近な「スクリーン」といえば、リビングルームの隅に置かれた小さなテレビか、映画館の巨大なスクリーンしかありませんでした。しかし今や、朝から晩まで（それどころか夜中にも）デジタル機器を操作したり、スクリーンを見たりすることが当たり前の時代になっています。デジタル機器がそこら中に溢れ、常に手元にあることで、現代人は四六時中スクリーンに囲まれているからです。

スクリーンは、私たちの生活に浸透しています。スマートフォン、ノートパソコン、タブレット、デジタルウォッチ、タイマー、テレビなどを持つ現代人は、誰しもが「スクリーンエイジャー」（「スクリーン」と「ティーンエイジャー」を掛け合わせた造語。コンピューターなどのデジタル機器に堪能で、1日のうち多くの時間をスクリーンの前で過ごす若者たち）だといえます。最近では、乳幼児のような小さい子どもですらスクリーン中心の生活を送っていたり、インターネットの利用時間が長い高齢者もたくさんいたりします。

私たちは、日々複数のデバイスを次から次へと使ったり、時には同時に使ったりしています。

ここ20年の間に研究者たちは、スクリーンに没頭することが私たちの脳に与える影響について懸念するようになりました。

夜眠りにつき、朝までぐっすり眠り続け、すっきりした気分で目覚めるには、スクリーンが脳に与える影響が大きく関わってきます。人が眠りにつくには、平均して10〜20分かかります。しかし、眠る直前までスクリーンを見ていたりすると、さらに時間がかかるかもしれません。

ある研究結果によると、多くの人は夜10時から11時の間に眠りにつき、全体の20パーセントの人は夜中の12時以降に眠りにつきます。

もしあなたが朝6時や7時に起きる必要があり、眠りにつくのに時間がかかるようであれば、理想とされている8時間睡眠にはほど遠いでしょう。

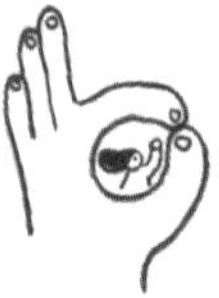

ブルーライトが眠りを妨げる

ただベッドに入ることと、深い安らかな眠りにつくことは、まったくの別物です。**近年における私たちの睡眠を妨げる大きな要因の一つに、ブルーライトが挙げられます。**

人は誰もが体内時計を持っていて、それにより目を覚ましたり、日中の覚醒度が左右されたりします。私たちはひとりひとり別の生き物ですが、それぞれの体内時計に大きな違いはありません。誰もが光によって目を覚まし、暗くなると眠りにつきます。

睡眠欲

私たちの睡眠欲は、朝から夜にかけて徐々に強まり、体内時計に合わせて増えたり減ったりします。1日の終わりが近づくにつれて疲れや眠気をより強く感じるようになることを「睡眠惰性」といいます。つまり睡眠惰性は、夜に眠くなるよう私たちを自然と導いてくれるのです。

しかし、スクリーンのブルーライトはこうした睡眠リズムを妨げます。眠りにつく直前や夜中にスクリーンを見ていると、脳は疲れて眠たい状態から覚醒してしまいます。こうして、ブルーライトは体内時計を後ろにずらしてしまうのです。ブルーライトはメラトニン（睡眠を促進するホルモン）の分泌を抑え、アデノシン（脳を覚醒させるホルモン）の分泌を促します。そうすると私たちは、寝床についても落ち着かず、イライラし、目が冴えわたり、リラックスできません。脳が運動速度を落とすどころか、高速で運動するからです。

なぜ日中に眠気を感じるのか

人の網膜には特殊な感覚細胞があり、昼夜の区別をつけるための信号を脳に伝達します。

私たちが使用するデバイスから発せられるブルーライトは、そうした信号を妨害し、バラバラの睡眠パターンや睡眠障害を引き起こします。

そうすると私たちは午前中に疲れを感じ、本来であれば最も気が張っていて、仕事をしたり能力を発揮したりすることができるはずの日中に眠気を感じてしまいます。日中に眠気を感じると、車の運転や子どもの世話、そして職場で機械の操作を行うときの安全に大きな支障を及ぼします。

心身への悪影響

一部の精神医学の研究によると、情報端末の使いすぎが原因となる睡眠障害は、うつ病や双極性障害（躁状態とうつ状態をいったりきたりする病気）の発症を引き起こすとされています。

専門家は不適切な睡眠衛生とみなし、情報端末の使いすぎについて警鐘を鳴らしています（ベッドに入る前や、入ってからの使用も含まれます）。

また、スクリーンから発せられるブルーライトの浴びすぎは、乳がんや前立腺がんといった健康被害の原因となります。こうした健康被害は、体内時計の乱れが原因だと考えられています。また、ブルーライトは網膜を痛め、黄斑変性や失明の早期発症を引き起こすこともあります（本来であれば、こうした症状はある程度年をとってから現れるものです）。体内時計を整えるためには、桿体《かんたい》細胞（暗い所で働く視細胞）や錐体《すいたい》細胞（明るい光や色を感知する視細胞）など視覚の光受容器が必要なことからも明らかであるように、私たちの目は光にとても敏感なのです。

進化心理学の観点から言うと、人類の体は光の変化をとらえられるよう何千年にもわたって進化を遂げてきました。光の変化をとらえることは、私たちの体内時計を整えるために重要なことだからです。明るい所で目を覚ましていれば、食糧を探したり外敵を撃退したりすることができました。

今や誰もが浴びているブルーライトの影響で、私たちの体内時計は変化しようとしています。

それによって、人類が今後どのような進化を遂げていくのかはまだ誰にもわかりません。しかし、大量のブルーライトを浴びると私たちは疲れを感じるどころか興奮状態になり、1日の活動時間は体や脳が耐えられないほど長くなってしまいます。

スクリーンから目を守る

ここでは、スクリーンのブルーライトから自分や家族の目を守るためにできる簡単な方法をいくつかご紹介します。

- **特殊な眼鏡**：ブルーライトをカットするフィルターがついた保護眼鏡は、眼鏡店やオンラインで購入できます。
- **スクリーンフィルター**：あらゆるモニターやノートパソコンの画面サイズに合ったスクリーンフィルターが商品化されています。

・レッドライトフィルター／ブルーライトブロッカー：

最近のスマートフォンやノートパソコンなどのデバイスには、ブルーライトブロッカーやレッドライトフィルターが内蔵されていることがほとんどです。こうしたブルーライトブロッカーやレッドライトフィルターは、デバイスの設定画面でオンにしたり、設定をカスタマイズしたりすることができます。また、ブルーライトをカットする専用アプリをダウンロードすることも可能です。その場合、使用しているデバイスやOSに対応しているアプリを選択してください。

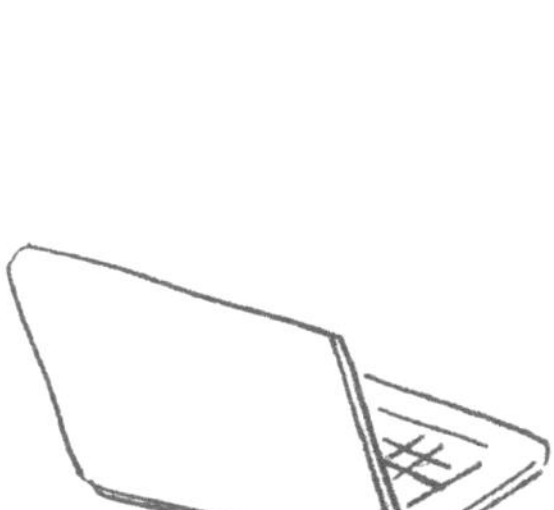

2分間セルフケア

30

こねて、丸めて好きなかたちに

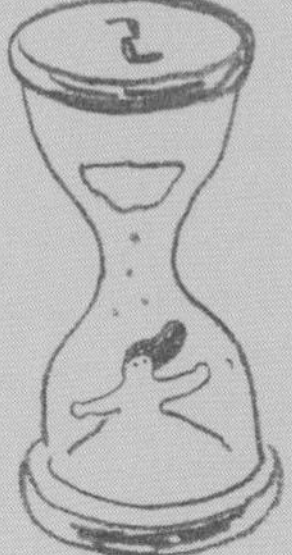

Practical exercise

不安を感じることがあれば、このセルフケアを試してください。

モールドパテ（シリコン状に固まり、型などに使用することができる粘土のような素材）や樹脂粘土などのクラフト素材を用意しましょう。

プラムくらいの大きさにちぎるか、小さなパーツをくっつけ合わせて、ひとかたまりにしてください。

そうしてできたかたまりを両手でこねながら柔らかくします。

次に、両方の手のひらで転がしてボール状にします。

ボール状になったら、デスクやテーブルの上に載せるか、手のひらに載せたまま、好きなかたちに成形します（雪だるま、猫、花瓶、ティーポット、ヘビ、ソーセージなど、何でもかまいません）。遊び心を持ち、身のまわりにある小物を使って楽しみながらかたちを作ってください（鉛筆をさして目を作ったり、ペーパークリップを帽子にみたてたりするなど）。完成したら、ゆったりとした気分で自分の作品を眺めましょう。

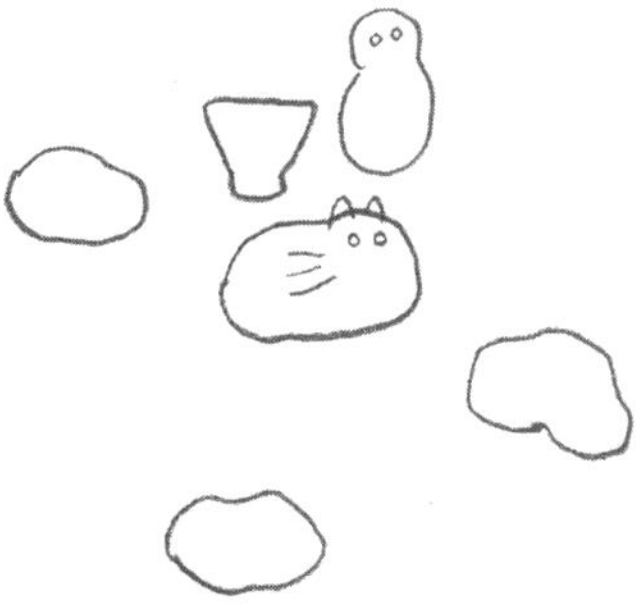

2分間セルフケア

31

両膝を床についたストレッチ

Stretching exercise

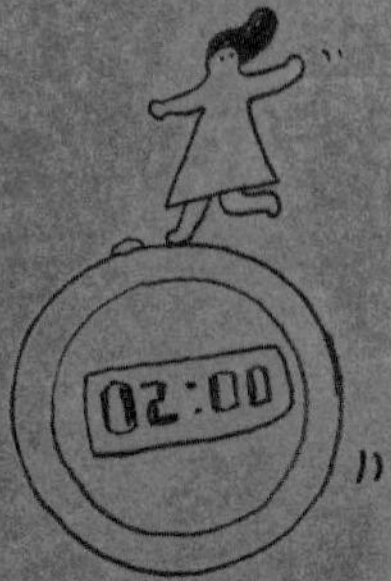

ソファ、椅子、ローテーブルなど、つかまることができるものの前で両膝を床につきましょう。

必要であれば、膝の下にクッションを敷いてください。

膝が腰の真下にくるようにして、上体を前に倒します。

背骨を伸ばしながら、手のひらを下に向けた状態で前腕を椅子やソファの座面、テーブルの台などに乗せてください。頭は両腕の間に垂らします。

この姿勢をキープしたまま30秒数えましょう。

次に、上体を起こし、両腕は力を抜いて体の横に下ろします。

再び上体を倒してストレッチを行ったら、上体を起こしてください。

これを合計3回繰り返します。正座の姿勢になり、リラックスしてください。

2分間セルフケア

32
観葉植物を手入れする

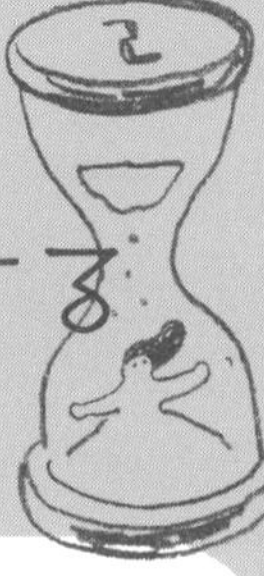

practical exercise

自宅かオフィスで観葉植物を見つけてください。少し時間をとり、集中して観葉植物の手入れをしましょう——茶色くなっている葉がないか確認し、あれば取り除きます。
次に、土を触りましょう——土は乾いていませんか？最近、植物は栄養を与えられていましたか？もし与えられていなかったようであれば、水やりのときに栄養剤を足しましょう。光の中で植物の向きを変え、違う面が見えるようにします。スプレーボトルがあるなら植物に水を吹きかけてください。

このセルフケアは、あなたがひと休みしたいと思ったとき、自宅やオフィスに観葉植物があればいつでも行うことができます。あなたが数分間かけて植物を手入れしたり、剪定したり、枯れた部分を摘み取ったり、水やりをしたりすると、脳が休まると同時にまわりの環境が良くなります。

2分間セルフケア

33
あくびをして目を覚ます

Energizing exercise

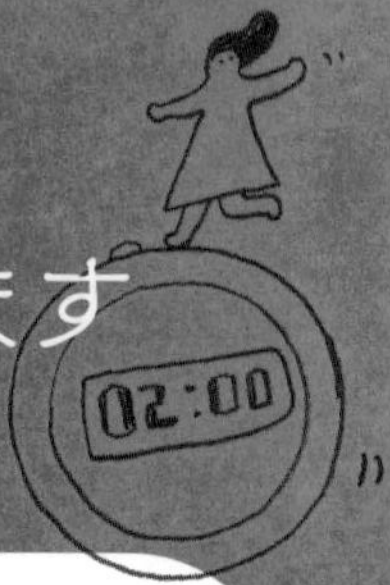

誰もいない場所を見つけて、楽な姿勢で立つか座ってください。

口を大きく開き、顔全体をしっかり伸ばすイメージで口をさらに大きく開いたら、あくびを出してみましょう。

あくびを出そうとして顎を小刻みに動かしたら、そのまま自然に任せてください。

あくびをすると血液に酸素が送られ、筋肉の緊張が和らぎます。

ひと呼吸し、口を開き、口をさらに大きく開き、顎を小刻みに動かし、あくびを出しましょう。

そのとき、涙が頬をつたうかもしれません。

あくびが出る感覚を楽しんでください。あくびを出すのをやめたら、ストレッチをし、リフレッシュした気分で活動を再開してください。

2分間セルフケア

34
無理のない首のストレッチ

Stretching exercise

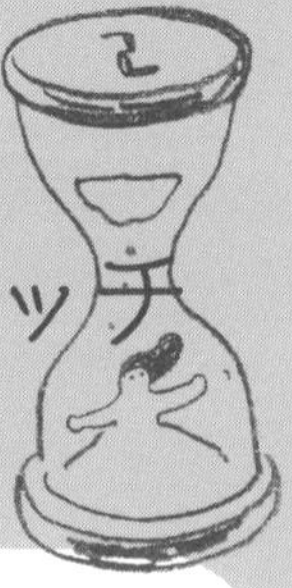

デスクから数分間離れたり、今やっていることを中断したりしてください。

誰もいない場所を見つけ、楽な姿勢で座ります。

右手を頭の上に乗せて、指先が左耳に触れるようにしましょう。

右耳を右肩に近づけながら、頭を無理なく右に倒してください。

このポーズをキープしたまま、ゆっくりと5回深呼吸をします。

手を離したら、頭をまっすぐにしてください。

次は左手を頭の上に乗せて、指先が右耳に触れるようにします。

左耳を左肩に近づけながら、頭を無理なく左に倒してください。

このポーズをキープしたまま、ゆっくりと5回深呼吸をします。

一連の流れを初めから繰り返したら、姿勢を正して座り、リラックスしましょう。

スクリーンの使用に気をつけて
睡眠衛生を改善するための

10のヒント

1. 日中は、デバイスから2分間離れる時間を定期的にとりましょう——ストレッチをしたり、歩いたり、リラックスしたり、目を休めたりしてください。

2. あなたがデスクに座って仕事をしているのであれば、45〜60分おきに立ち上がって歩きましょう。ストレッチをしたり、誰かと話したり、飲み物を用意したり、外の空気を吸ったりしてください。

3. 就寝前の1〜2時間はデジタル機器の使用を禁止しましょう——デジタル機器と睡眠の相性は良くありません。

4. 仕事で使用するパソコンのスクリーンがあなたの目に適切であることを確認しましょう。スクリーンの高さや距離を調整し、あなたの目の高さに合わせ、目が疲れないように背景の明るさを設定してください。

5. デジタル機器は寝室から片付けるか、眠る前に電源を切っておきましょう。また、LEDライトは光が漏れないように覆ってください。

6. 寝室にはパソコンを持ち込まないようにしましょう。

7. 遅い時間に作業をしなければならないときは、ディスプレイの色温度を暖色系に、明るさを薄暗く設定できるよう、パソコンやスマートフォンにレッドライトフィルターのアプリをインストールしましょう。そうすれば、遅い時間まで作業をしたり、就寝前にデバイスを使用したりする必要があるときにも眠りを妨げません(だからといって、就寝直前まで作業をすることはおすすめしません)。

8. スクリーンから定期的に顔を上げたり視線を外したりして、遠くの地平線に焦点を合わせましょう(私たちは常に近くのものを見ているため、最近では近視の人が急激に増加しています)。遠くを見ると水晶体が厚みを変えるので、目の健康を保つことができます。

9. あなたの睡眠を妨害しないよう、同じベッドや寝室で眠っている人にも、デバイスの電源を切ったり音を消したりしてもらいましょう。

10. ベッドの近くにデバイスやLEDライトを置く必要がある場合は、アイマスクを着用して光を遮断してください。また、音に敏感な人は耳栓を着用しましょう。

第5章

睡眠と仕事

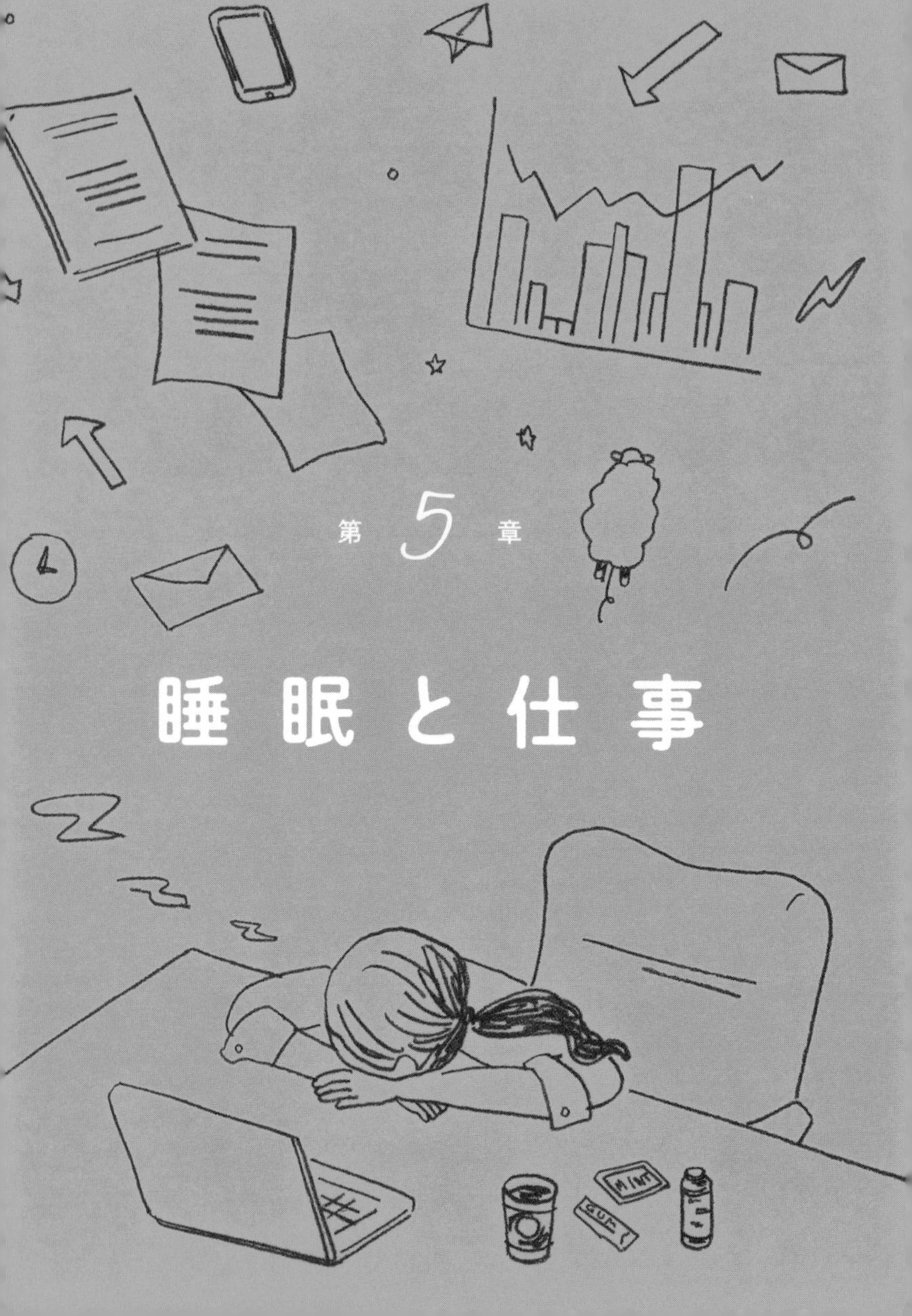

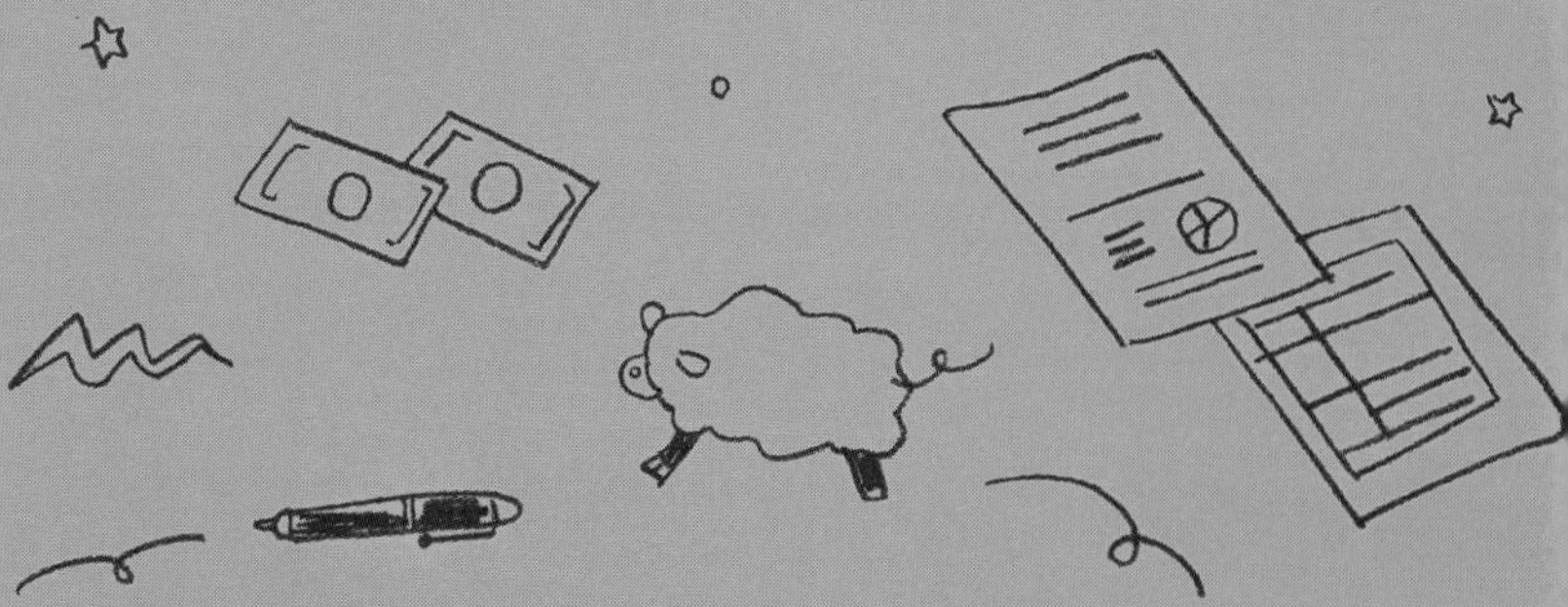

あなたは1日にどれくらい働いていますか？

あなたはどんな環境で働いていますか？
通勤時間はどれくらいですか？

あなたはどんな人と働いていますか？
夜勤やシフト勤務、休日出勤をしていますか？

仕事量が多いと感じますか？
納期が厳しいと感じますか？

今の仕事は責任が重いと感じますか？
仕事のために家族との時間や
プライベートの時間が足りないと感じますか？

仕事のストレスは、睡眠を阻害する
大きな要因の一つです。

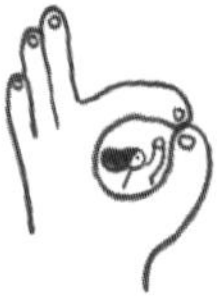

仕事におけるストレスの原因

裁量がないにもかかわらず大きな仕事を任せられることは、重大なストレスにつながります。

そうすると人は厳しいプレッシャーがかかる状況に置かれ、自分の力ではどうすることもできず、逃れられないと思ってしまいます。常に期待がかかり、その期待に応えられないと感じると、人はストレスを覚えます。

仕事関連のストレス、うつ、不安を感じている人は、次のような悩みを抱えているかもしれません。

- **仕事量が多い**
- **納期が厳しい**
- **責任が重い**

・経営支援が欠如している
・状況を変えることができない

ストレスと睡眠

ストレスが溜まると、血液中のコルチゾールとアドレナリンの分泌量が増加し、徐々に睡眠が阻害されます。人は過重な負担がかかったり、カフェインを摂取したりすると、神経が高ぶります。そうすると、帰宅後にアルコールで気を鎮めようとしてビールやジントニックを飲んだりしてしまいます。また、ジャンクフード、遅い時間の飲食、デジタル機器の長時間使用、ネットサーフィン、オンラインチャットなども睡眠を阻害するので気をつけてください。

ストレスが多い仕事や睡眠不足は心身の健康を害し、寿命を縮めます。

アルコールや薬物の力を借りて眠りにつく人もいますが、そうすると明け方にトイレに行くために起きてしまい、そのまま眠れなくなってしまいます。暗闇の中ごろご

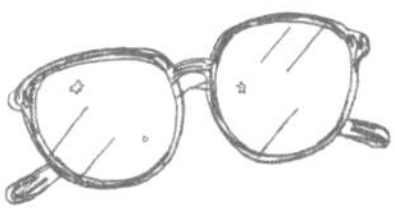

ろ寝転がっていると、現在進行形の悩みや同僚との込み入った会話が頭を駆け巡るでしょう。それがさらにストレスとなって心身の健康に害をもたらします。

子育て・介護と仕事の両立

自分が中心となって子育てや介護を行っている人は、そうでない人よりも多くのストレスを抱えています。 そのストレスは、子育て・介護と仕事の両立——つまり、日中はフルタイムまたはパートタイムの仕事をし、夜間や週末は子育て・介護をすることからくるものです。

あなたのリラックス方法は？

お気に入りのリラックス方法を10個書き出してみましょう——ガーデニング、散歩、歌、ダンス、掃除、水泳、ランニング、テレビ鑑賞など。あなたはどのようなことをするのが好きで、どのようなことをしているときが落ち着きますか？

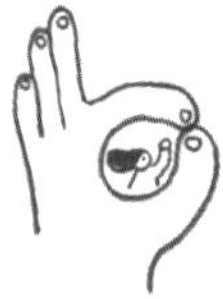

シフト勤務と睡眠障害

「シフト勤務」は、現代社会が生んだ悪しき制度です。１９００年代半ばの世の中では、午前9時から午後5時まで働き、夜は家に帰るのが一般的でした。しかし、グローバル化への取り組みや24時間３６５日休むことなく動き続ける社会がこうした働き方に変化をもたらしたのです。今や高い生産性、世界的ネットワーク、そして昼夜問わず動き続ける社会は現代人にとって当たり前です。

シフト勤務の内容はさまざまですが、いずれにしても四六時中対応することが求められます。そしてフルタイムや正社員の雇用が減る中、シフト勤務の多くは時給制やゼロ時間契約です。さらに、危険な仕事内容が少なくありません。

「シフト勤務睡眠障害」は、体内時計の乱れによって生じます。

夜間またはおかしな時間帯に勤務して日中に眠ろうとすると、人は睡眠障害を起こすことがあります。体や脳がシフト勤務のスケジュールに順応するには時間がかかり、仕事によっては勤務スケジュールが頻繁に変わるため、余計に順応できなくなるからです。シフト勤務睡眠障害は一般的な睡眠障害で、起きているときにも重い疲労感をもたらします。そのため、シフト勤務睡眠障害にかかると、乗り物の操縦中に居眠り運転をしてしまう恐れがあります。また、任されている仕事のパフォーマンスが低下してしまうこともあります。シフト勤務の仕事には危険が伴うものが多いため、これは深刻な問題です。夜勤によって睡眠が阻害されると、集中力の低下、頻繁な欠勤、事故、ミス、怪我などにつながります。

シフト勤務の仕事をしていると、さまざまな行事に参加する機会を逃してしまいます（家族のパーティーや集まり、祝祭日、友達との付き合い、その他の特別なイベント）。さらに、すれ違いの生活が原因で、パートナーとの関係が悪くなることもあります。一緒に会話をしたりリラックスしたりする時間が減り、愛着が薄れ、セックスレスになってしまうからです。夜間に働くことでパートナーとの親密性や信頼性が大きく損なわれ、関係が徐々に壊れていくこともあります。

シフト勤務による生理的影響

研究によると、シフト勤務に従事すると消化器疾患や循環器疾患のリスクが高まるそうです。こうした健康リスクは、勤務による体内時計の乱れ、太陽光を浴びる時間の減少、そして不規則な食生活による影響です。なお、人間は夜間のカロリー消費量が少なく、日中のカロリー消費量が高いとされています。夜勤やシフト勤務の仕事をしていると、脂肪が燃焼しやすい日中に睡眠をとることになるので、肥満を招きます。

マイクロスリープ

睡眠不足が積み重なって睡眠負債に陥ると、日中にマイクロスリープが発生します。「マイクロスリープ」とは、突然数秒間の睡眠状態に陥ってしまう現象です。マイクロスリープは、時に大変な危険をもたらします——車の運転中、機械の操作中、あるいは子どもの世話をしている最中に、自分の意思とは関係なく意識を失ってしまう可能性があるからです。

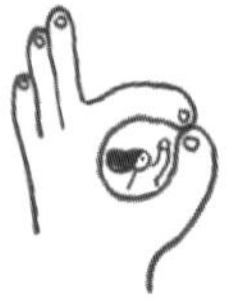

仕事中の眠気覚ましの方法

立ち上がって歩き回る、外へ出て太陽の光を浴びる、窓を開けて部屋の空気を入れ替える、走る、踊るなど、誰にだって、眠気を覚ます自分なりの方法があるでしょう。あなたはどのような方法をとっていますか？　また、元気を出したいときは、どのような方法をとっていますか？　自分が実践している方法や、これから実践したいと思う方法を書き出してみましょう。あなたにとって最も効果的な方法は何ですか？

夜勤中の眠気対策

シフト勤務睡眠障害の影響を少しでも和らげるために何ができるか、自分自身でも考えておかなくてはなりません。気の利いた雇用主であれば、従業員に以下のことを許可するでしょう。

・居眠りによる事故の危険を回避するため、車両の運転をしない
・残業をしない
・勤務中に短い仮眠をとって疲労回復する
・眠気を覚ますため、複数人で作業する／カフェイン飲料を飲む
・退屈な作業は明け方4～5時より前に片付ける
・問題があれば同僚と協力して解決する

明るい時間帯に眠ること

ゴールデンアワー：夜勤が終わってから眠りにつくまでの間に、緊張がゆるむ時間

明るい時間帯にしっかり睡眠をとるのはなかなか難しいことです。昼夜逆転の生活に心身が順応しきることは、不可能に近いからです。しかし、なるべく順応するために、

自らできることもあります。

ここでは、明るい時間帯に眠るためのコツをいくつか紹介します。

・明るい時間帯に仕事が終わった場合、太陽の光を遮断するためにサングラスをつける
・コーヒーやアルコールの摂取を避ける
・気を鎮めるために、温かい湯船につかったりシャワーを浴びたりする
・ヨガやピラティスなどの軽い運動をする
・よりリラックスするために、セックスや自慰行為をする
・瞑想やクリエイティブ・ビジュアライゼーションを行う
・4ー7ー8呼吸法を実践する（127ページ参照）
・落ち着いた音楽をかけたりホワイトノイズを聞いたりする
・アイマスクをつけたり、遮光ブラインドを使ったりする
・家の内外から聞こえてくる音を遮断するために、耳栓を用意しておく
・悩みが頭から離れない場合は、「悩みごとリスト」（88ページ参照）をつくり、あとで対処する

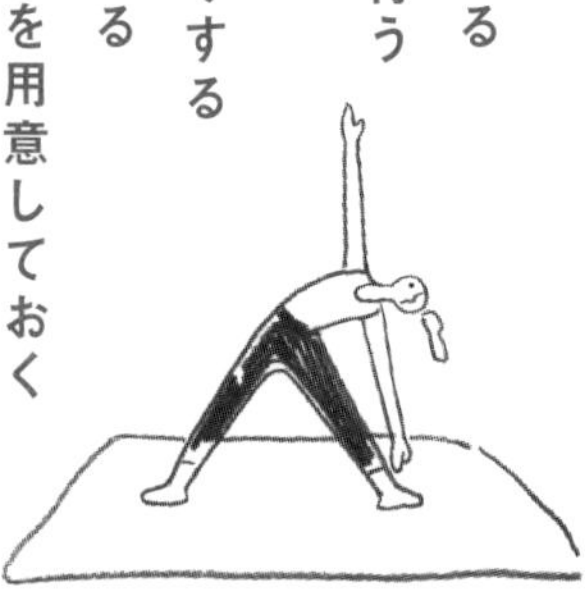

2分間セルフケア

35
頭のてっぺんから足のつま先までリラックスする

Relaxing exercise

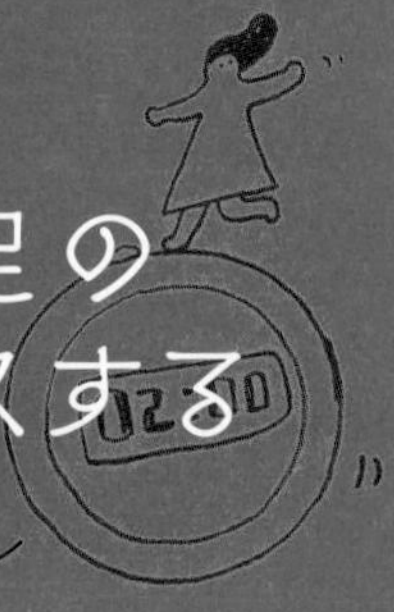

ベッド、ソファ、または床の上で横たわってください。リラックスし、体がポカポカしてくるのを感じましょう。目を瞑り、息を深く吸って吐き出します。口をぽかんと開け、肩は力を抜いて床につけてください。ゆっくりと呼吸をします。背中を床に預け、徐々に重たくなっていく感覚を味わいます。

みぞおちの緊張をゆるめてください。

床に深く沈めるイメージで両腕の力を抜いたら、腰も同じようにします。ゆっくりと呼吸を続けましょう。

次に、お尻が床に深く沈んでいく感覚を味わったら、太もも、ふくらはぎ、足首の緊張をゆるめます。最後に足とつま先の緊張をゆるめてください。

3回呼吸をしたら、目を開けます。

2分間セルフケア

36

あなたの働き方は？

Writing exercise

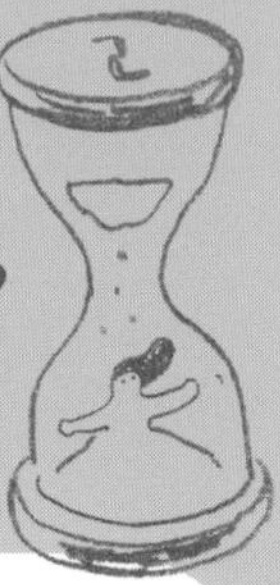

あなたは自分が毎日何時間働いているか、把握していますか？ 1日のうちどれくらいの時間を仕事関連の作業に費やしているか、曜日別に書き出してみましょう。

次の問いに答えながら、仕事に費やしている時間を具体的に考えてください。

残業時間は（残業代の有無にかかわらず）？ 通勤時間は？ 仕事関連のアクティビティに費やす時間は？ 家に持ち帰っている仕事量は？ 週末にも仕事をしているだろうか？ もし週末にも仕事をしているとしたら、その作業時間は？

1週間の労働時間を正確に計算し、毎日の平均睡眠時間と比べてみましょう。

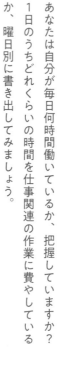

2分間セルフケア

37

シャボン玉を飛ばす

Calming exercise

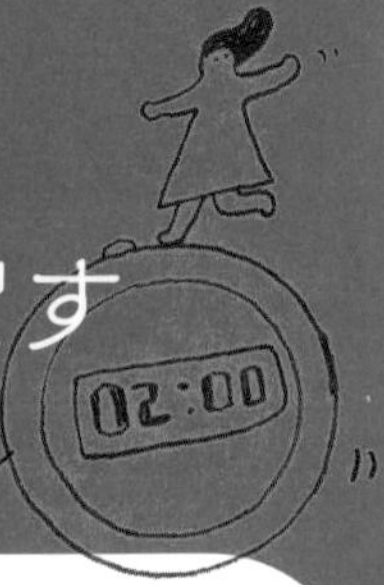

リラックスしてストレスを解消する時間をつくりましょう。

シャボン玉液にプラスチックの輪っかを浸し、輪っかにできたシャボン玉液の膜に息を吹きかけます。

シャボン玉が膨らんでいく様子を楽しんでください。

どれくらい大きく膨らませますか？

輪っかを持っているほうの腕を高く上げ、シャボン玉を空中に飛ばします。

シャボン玉の色や形に注目しながら、飛んでいく様子を見てみましょう。

シャボン玉がはじける瞬間を楽しみます。

いくつものシャボン玉が連なるよう、続けて息を吹いてください。

シャボン玉で遊ぶのに年齢は関係ありません。思う存分、楽しんでください。

2分間セルフケア

38 自分の思考に意識を向ける

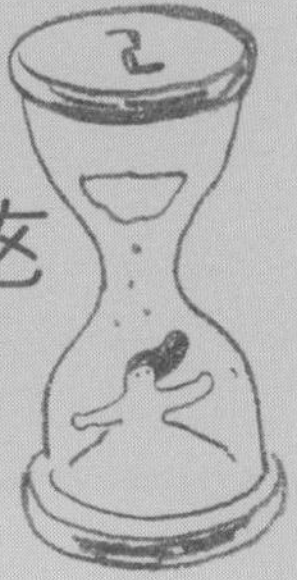

Energizing exercise

デスクから離れるか、今やっていることを中断しましょう。

誰もいない場所で座る、または立ちます。

しばらく目を瞑り、自分の思考に意識を向けましょう。

どういった考えが脳裏をよぎりますか？

どのような気持ちになりますか？

あなたの意識はどこに向かっていますか？

蝶々がひらひらと舞っていくように、頭に浮かんだ考えを手放してください。

次々と考えが浮かんでくるかもしれませんが、考え込んだり悩んだりすることなく、手放しましょう。

蝶々が次々と舞っていくように、思考を次々と手放すのです。

2分間セルフケア

39

4－7－8呼吸法

Breathing exercise

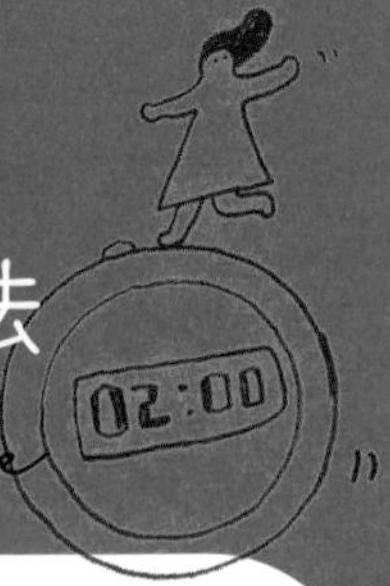

このセルフケアは、プラーナヤーマ（体を酸素で満たし、リラックス効果をもたらす古代ヨガの呼吸法）に基づいて、アンドルー・ワイル博士が提唱した呼吸法です。

寝室や誰もいない場所に行き、楽な姿勢で座るまたは横たわります。

口を軽く開き、「シューッ」という音を立てながら、息を吐ききってください。

口を閉じ、4秒かけて鼻から静かに息を吸います。

7秒間息をとめたら、8秒かけて「シューッ」という音を立てながら口から息を吐きます。

これを4回繰り返してください。

2分間セルフケア

40
果物を使ったジャグリング

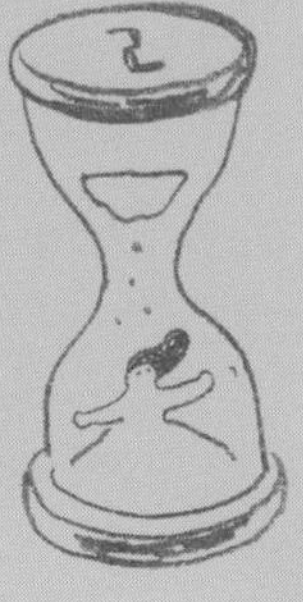

Relaxing exercise

このセルフケアは、仕事の休憩中または終業時に行ってください。

オレンジやりんごなど、持ちやすい果物を2つ用意します。

両手にひとつずつ持ち、手のひらを上に向けます。右手で持っている果物を上に向かって軽く放り投げたら、左手で持っている果物を右手に移し、空いた左手で最初に投げた果物をおへその高さでキャッチします。再び右手で持っている果物をまっすぐ上に向かって放り投げ、先ほどの動作を繰り返してください。これは、果物を2つ使った、基本のジャグリングです。

スピードが出てきて、難易度を上げたくなったら、果物をひとつ追加してください。今度は、果物を3つ使ったジャグリングに挑戦してみましょう。まずは右手に2つ持ち、左手にひとつ持ちます。ポイントは、常に果物が空中にひとつ浮いた状態で、右手から左手に移動していることです。右手は果物をひとつ放り投げたら、立て続けにもうひとつ放り投げ、左手はキャッチしたら矢継ぎ早に果物を右手に移動させます。

これを繰り返してください。

難しくも、楽しいセルフケアです。うまくできたら、果物はご褒美に食べてもいいでしょう。

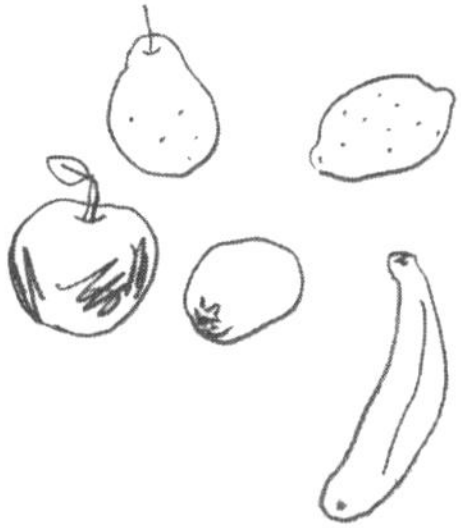

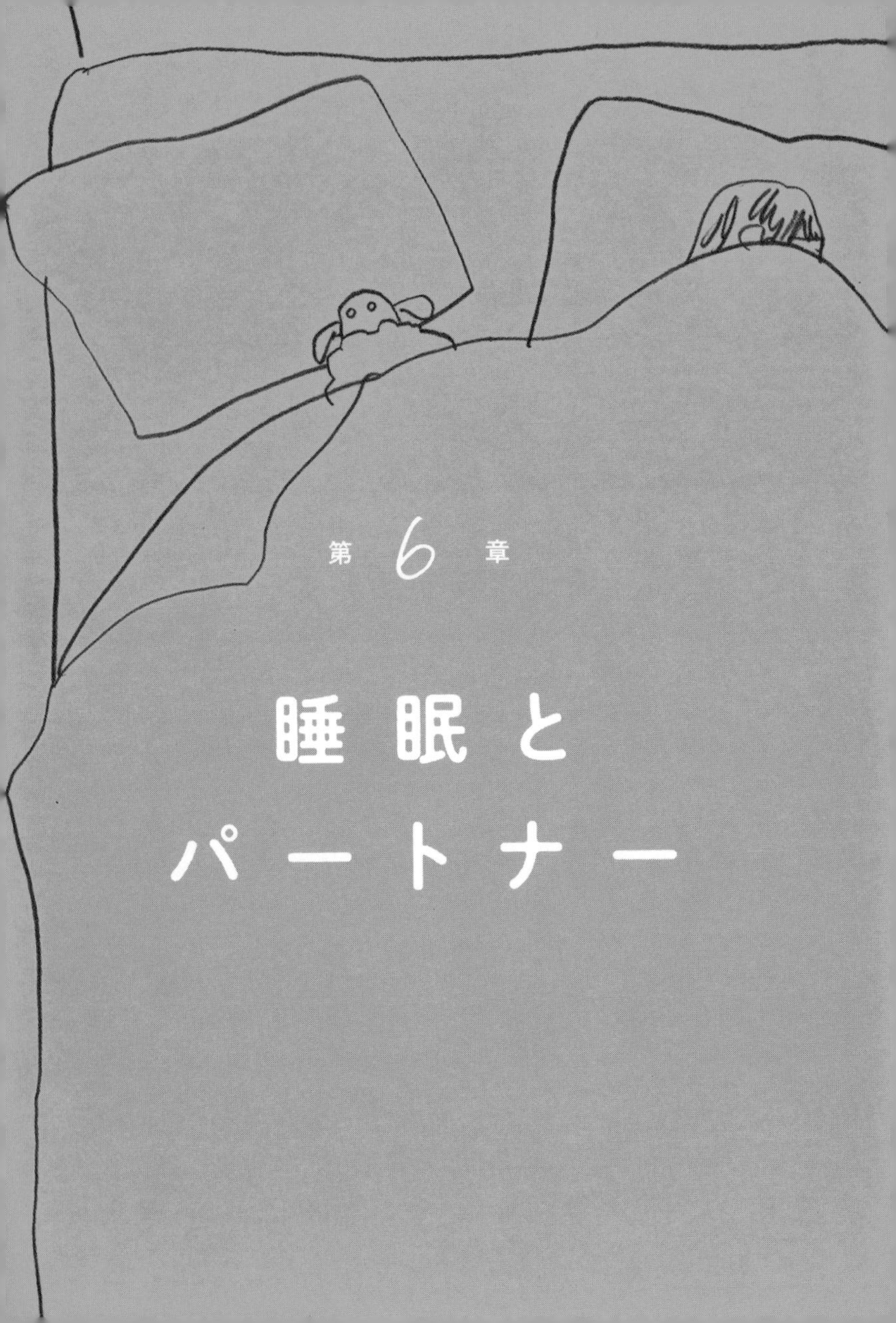

第6章
睡眠とパートナー

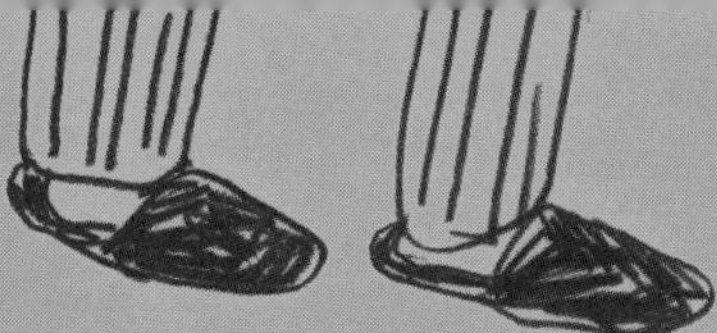

あなたは夜、誰かと睡眠を共にしていますか?

パートナーと同じ空間でぐっすり眠れるかどうかは、
私たちにとって非常に重要な問題です。

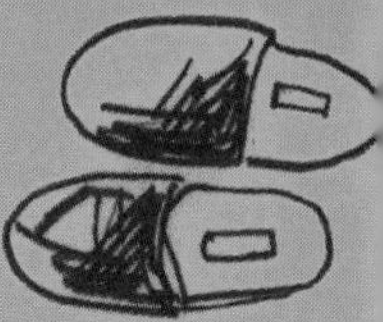

恋人や夫婦が同じベッドで眠ることで、
お互いの心身を健康な状態に
保つことができるからです。

一方で、カップルのどちらかが睡眠不足だと、
お互いの平穏や生活に大きな影響をもたらします。

私たちはひと晩あたり8時間以上の睡眠を
必要としますが、
多くの人はひと晩あたり6時間も
眠っていません。

カップルのどちらかが不眠症、シフト勤務、
生活習慣を理由に眠れないでいると、
2人の関係に支障をきたします。

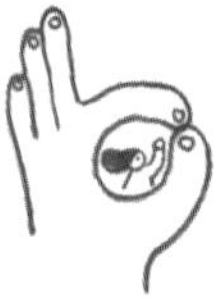

睡眠不足が引き起こす口論

睡眠不足に陥ると、私たちの体と脳はストレスにさらされます。アドレナリンやコルチゾールなどが血液中に増加し、「闘争・逃走・凍結反応」を引き起こすのです。こうしたストレスホルモンが大量に分泌されると、私たちは興奮状態になります。脳の扁桃体が正常に働かなくなり、心のバランスが崩れるからです。

人は睡眠不足になると、普段なら冷静に対処できることに対しても感情的になり、怒りっぽくなったり過剰に反応したりしてしまいます。

そうすると、小さなきっかけが大きな喧嘩に発展し、人は苛立ちから口論を始めてしまいます。

オハイオ州立大学が行った研究（ウィルソンほか、2017）によると、睡眠不足が1

日あるいは数日続いただけで、人は激しい口論を繰り広げる傾向にあります。43組のカップルを対象に行った研究で、睡眠不足のカップルはお金、義理の家族、コミュニケーション不足が原因の口論を繰り広げました。さらに、口論によるストレスが原因で血中にIL－6タンパク質やTNF－αタンパク質が増加することもわかっています。これらの値が上昇することは、糖尿病などの深刻な慢性疾患を発症する原因の一つです。また、睡眠不足は生理的な問題にもつながります。体内が炎症状態になってストレスを引き起こすからです。そうすると人は激しい疲労感を覚えるだけでなく、免疫力が低下し、風邪や病気になりやすくなります。さらに、糖尿病、循環器疾患、がんを発症するリスクが徐々に高まります。

ことを荒立てない

自分自身が十分に睡眠をとっていれば、パートナーが睡眠不足で感情的になっても我慢できるかもしれません。そういうときは、誰かが冷静でいなくてはならないからです。

しかし最悪のケースは、2人とも睡眠不足になってしまうことです。幼い子どもを育てている両親はその傾向が強く、両親のいずれかまたは両方が働いている場合は、こうした時期が余計につらく感じられます。それ以外にも重大な局面、トラウマ、病気と向き合っているときの睡眠不足は、非常に厄介です。

睡眠不足が何週間あるいは何カ月も続くと、私たちはうつや不安の状態になったり、他人に対して攻撃的になったりします。

人は疲れるとイライラしたり、不安になったり、不機嫌になったりします。ましてや疲れている人間が2人揃うと、精神状態が悪化し、生理的なダメージを受けるでしょう。パートナーが疲れてイライラしていると、つい「落ち着いて」と言いたくなりますが、実際に口に出してしまうと相手のしゃくに触り、かえって状況を悪化させてしまいます。

決断をする

カップルのうち一方または両方が疲れていると、意見が分かれる問題について話し合ったり、難しい問題について合理的な判断をしたりすることがなかなかできません。睡眠不足によって認知機能が低下すると、他人の話に耳を傾け、聞いたことを覚えておくことが難しくなります。

相手が自分の話を聞いていなかったり共感してくれなかったりすると、人は神経質になって過剰に反応するだけでなく、拒絶されたように感じてしまいます。会話の内容に集中できないと、ちょっとした誤解が大きなすれ違いに発展します。

多くのカップルは、朝出かける前のバタバタしている時間帯、またはお酒を飲んだあとの夜遅い時間帯に話し合おうとしますが、そうすると怒鳴り合いの口論に発展することがあるので、気をつけてください。

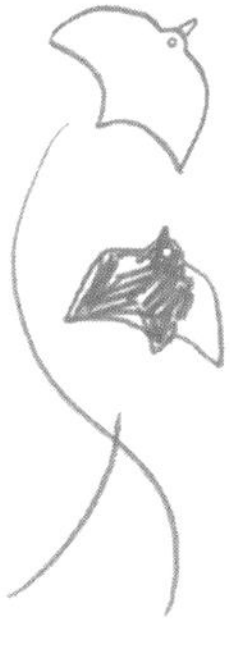

睡眠不足がセックスに与える影響

睡眠不足のせいで体調を崩すと、性欲が減退し、パートナーとの性生活に物足りなさを感じるようになるかもしれません。それどころか、セックスレスになる場合もあります。2人の心や関係性に問題がある場合は、セックスレスによって悪化するでしょう。カップルの不仲はセックスレスというかたちで表れることがあり、そこに睡眠不足が加わると関係が余計にこじれます。

魅力と睡眠

興味深いことに、人は睡眠不足になると性的魅力が減少するようです。

2010年にスウェーデンで行われた研究では、十分に休息をとっている人のほうが、他人の目に魅力的に映ることがわかっています。

一方で睡眠不足の人は魅力に乏しく、不健康に見え、面白みや機知、そして異性としての魅力に欠けます。2015年にデイビッド・A・カルムバックとほか数名が行った研究によると、睡眠時間が長い人の方が性的に興奮しやすいとされます（女性の場合は特に）。

睡眠不足はカップルの喧嘩を増やすだけでなく、セックスの満足度も下げます。

つまり、十分に睡眠をとることは、カップルにとって非常に重要なのです。

パートナーのいびきによる睡眠障害

私たちの睡眠は、パートナーのいびきに阻害されることがあります。一緒に暮らしている相手のいびきが原因でひと晩に少なくとも3回（各10分以上）起こされると、人は睡眠障害にかかります。これは不眠症の一つで、パートナーとの関係に亀裂を生み、翌日の生活に支障を及ぼします。苛立ちや疲労を感じているカップルは、いびきが原因で寝室を分けることもあります。そうすることで関係がうまくいく夫婦もいますが、基本的にはおすすめできません。コミュニケーションが不足していて、思いやりや愛情に欠ける、セックスレスのカップルは、いずれ別れや離婚に向かうでしょう。

夜型と朝型、あなたはどのタイプ？

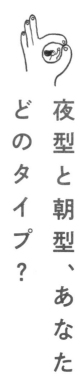

自分が夜型か朝型かは、クロノタイプ（人が1日の中でどの時間帯に最も活動的になるかを示す時間的特性）によって分類されます。夜型の人は起床時間が遅く、夜になると活動的になります。一方で朝型の人は起床時間が早く、就寝時間も早いです。

夫婦でクロノタイプが異なることは、家庭不和を招くでしょう。カップルが仲良く暮らすためには、お互いの特性を受け入れなくてはなりません。相手を変えようとするのではなく、さまざまな生活リズムがあるということをお互いに理解するのです。

夜型の人が朝からパートナーとスキンシップをとることがあってもいいですし、朝型の人が特別なイベントのために夜更かしすることがあってもいいでしょう。相手の生活スタイルを受け入れるというちょっとした気遣いが、大きな意味を持つこともあります。

また、生活リズムは、歳を重ねるごとに調整しやすくなるものです——初めは生活リズムが異なっていたカップルも、少しずつお互いに合わせられるようになるかもしれません。

あなたは朝型？　それとも夜型？

このトレーニングは、パートナーと一緒に行うのもおすすめです。まず、自分自身にこう問いかけてみましょう。

1. 早起きして朝露に濡れた葉っぱや夜明けを見るのが好きですか？
2. 夜空を眺め、月や星を観察するほうが好きですか？
3. 夜10時を過ぎると眠気がさし、集中力が低下しますか？
4. 夜10時になると活動的になり、明け方まで起きていられますか？

上記の質問のうち、1や3に該当する人は朝型で、2や4に該当する人は夜型です。興味深いことに、朝型の人のほうが夜型の人よりも順応性が若干高く、意思さえあれば普段よりも遅い時間まで起きていられます。かといって、夜型の人が怠け者だというわけではありません。ただ、朝型の人とは体内時計が違うのです。

合わせ鏡のような関係

心理学者によると、私たちは自分と似た特徴を持つ相手をパートナーに選びがちです。身体的な特徴(目と目の間隔など)が似ている場合もあれば、性格的な特徴が似ている場合もあります。

似た者同士のカップル(2人とも夜型、または2人とも朝型など)はお互いを映し出す鏡となり、あまりストレスを感じることなく一緒に暮らせるでしょう。自分と似た特徴をもつ相手をパートナーに選ぶことを「同類交配」といい、これは生物にとってきわめて自然なことです。

2分間セルフケア

41

ブラーマリー呼吸法

Breathing exercise

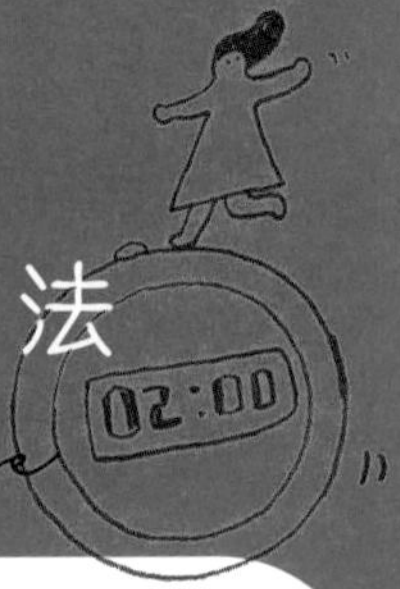

このセルフケアは心拍数を下げ、呼吸を安定させます。眠りに備えて体調を整えるのに役立つでしょう。

誰もいない場所を見つけたら、楽な姿勢で椅子やソファに腰かけてください。目を瞑り、息を深く吸って吐き出します。

呼吸を続け、両手で両耳を塞ぎます。次に、両手の人さし指で左右の眉毛に触れ、残りの指で両目を覆ってください。

両手の小指を小鼻の横にぴったりとくっつけ、呼吸をしながら眉毛のあたりに意識を向けます。

口を閉じたまま、ハミングをするように「ンー」という音を出しながら、ゆっくりと鼻から息を吐き出します。

もし時間があれば、就寝前にこれを何回か繰り返してください。

注：「ブラーマリー」はサンスクリット語で「蜂」を意味し、ブラーマリー呼吸法は蜂の羽音のように音を振動させる呼吸法です

2分間セルフケア

42
一時休戦する

Calming exercise

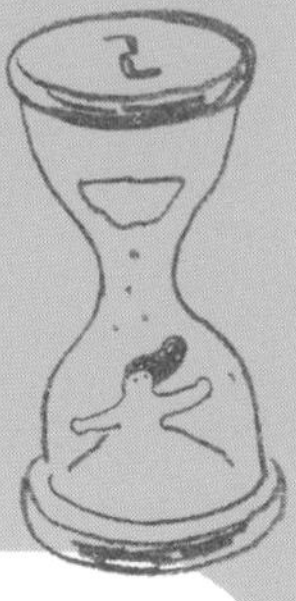

パートナーに対して怒りや苛立ちが生じると、売り言葉に買い言葉の口論に発展するかもしれません。また、両者とも睡眠不足で疲れていたり機嫌が悪かったりすると、口論がエスカレートしがちです。

そういうときは、誰のせいにするでもなく、なるべく軽い調子で「いったん、やめよう」と言い、落ち着いてから改めて話し合いましょう。

口論になると、内容が堂々巡りになって結論がでないことがしばしばあります。そうすると怒りや苛立ちがさらに湧き、相手に対して壁をつくってしまいます。

口論がエスカレートしたり、後悔するような言動をとったりする前に、立ち止まることが重要です。一時休戦することで、負のスパイラルを断ち切ってください。

パートナーと距離を置き、呼吸をしましょう。ゆっくりと深く、息を吸って吐き出します。1から10まで数えたら、今度は反対に10から1まで数えます。お互いから離れて頭を冷やす時間をとります。

もし自分が疲れていると感じたら、パートナーのもとへ戻ってから「さっきの話の続きは、少し眠ってからにしよう」と言ってください。そうすれば、自分の機嫌が悪いのは良質な睡眠をとれていないせいだと認め、相手を嫌な気持ちにさせることなく「落ち着いてほしい」ということを伝えられます。

それでも苛立ちが収まらない場合は、別々に眠って頭がすっきりしてから話し合いましょう。

2分間セルフケア

43
腰をリラックスさせるポーズ

Relaxing exercise

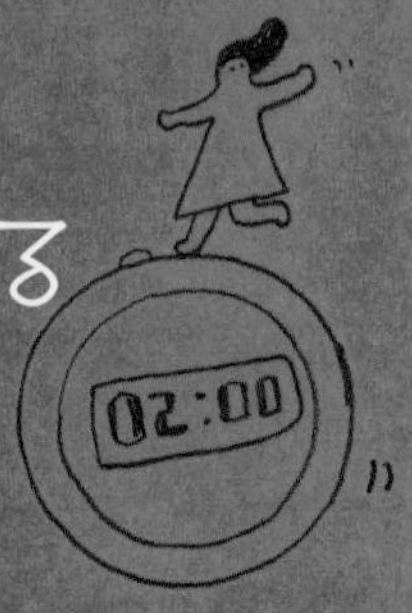

床やベッドに座り、クッションまたは枕を背中の後ろに置きます。座ったら、両足裏をくっつけてください。

両腕を後ろにひき、両手のひらを床につき、手に体重を乗せます。

上体をゆっくりと後ろに倒していき、背中、首の後ろ、頭を床につけます。腕は体から少し離して床におき、手のひらを天井に向けます。

両足裏を合わせたまま、徐々に両膝を床に近づけ、股関節を開きます。

両足裏を押しつけ合い、腰がゆっくりと床に沈んでいく感覚を味わいましょう。

このポーズを2分間キープしてください。体の力を抜き、倒していた両膝を立てて中央で合わせます。

これを3回繰り返しましょう。

2分間セルフケア

44

夜のリラックスタイムにおすすめの飲み物

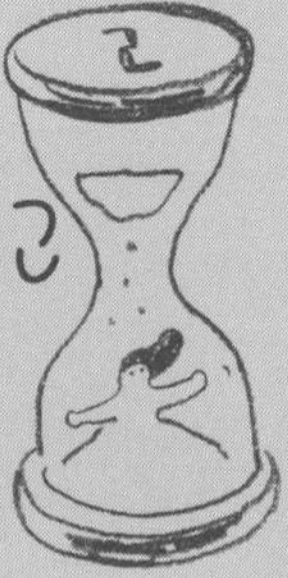

Calming exercise

あなたが寝つけないと感じたり、就寝前に温かい飲み物を飲むのが好きな場合におすすめです。

牛乳、オーツミルク、またはアーモンドミルクを一杯用意し、少し温めましょう。

ココアを小さじ2杯加えて混ぜます。好みの温度に温めたら、シナモンをふりかけてください。

オーツ麦のクッキーやジンジャークッキーなどを浸せば、夜のリラックスタイムに食べるお菓子にぴったりです。

牛乳にはトリプトファン（アミノ酸の一種）が含まれているため、睡眠を促してくれます。

2分間セルフケア

45

バスタイムのマインドフルネス

Calming exercise

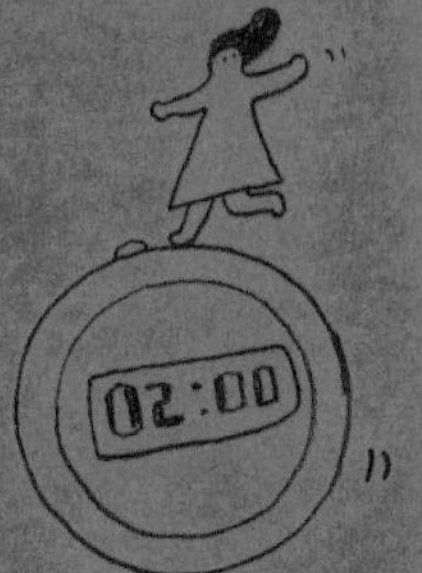

お気に入りのシャワージェルで体を洗ったり、浴槽にバブルバスの液を入れたりしましょう。温かい石けん水が肌に触れ、体の芯まで温まっていくのを感じてください。

バスルームの香りを嗅ぐ感覚、そして石けん、浴用タオル、スポンジで肌を洗う感覚を楽しみます。

このセルフケアは音楽、ラジオなどはかけずに静かな状態で行い、体の感覚に意識を研ぎ澄ませましょう。

体を洗いながらしばらく目を瞑り、

「何も心配いらない」

と自分に言い聞かせます。この言葉を反芻しながら、ゆっくりと3回呼吸をします。

体を洗い終わったら、お気に入りの温かいバスタオルにくるまってください。

2分間セルフケア

46 就寝前に行う首のストレッチ

Practical exercise

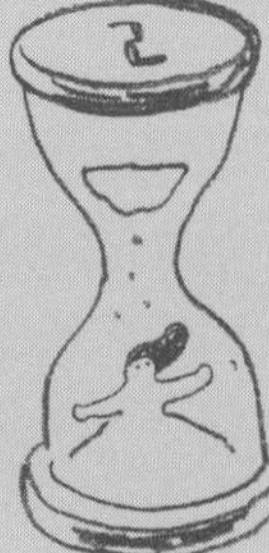

その日に受けたストレスを解消し、首のしわを伸ばすのにおすすめです。

寝室など、静かな場所を見つけてください。パジャマ姿や下着姿、あるいはセクシーな気分を高めたければ裸で行います。

膝の力を抜き、まっすぐ立ちます。

顎を胸のほうに引き寄せ、息を吐きながら頭を前に倒して5呼吸をします。

頭の位置を元に戻したら、今度は息を吸いながら頭を後ろに倒して5呼吸をします。

これを前後に5回ずつ、なるべくゆっくりと行いましょう。

関節がポキポキ鳴っても、問題ないので気にせず続けてください。

第7章 睡眠と子ども

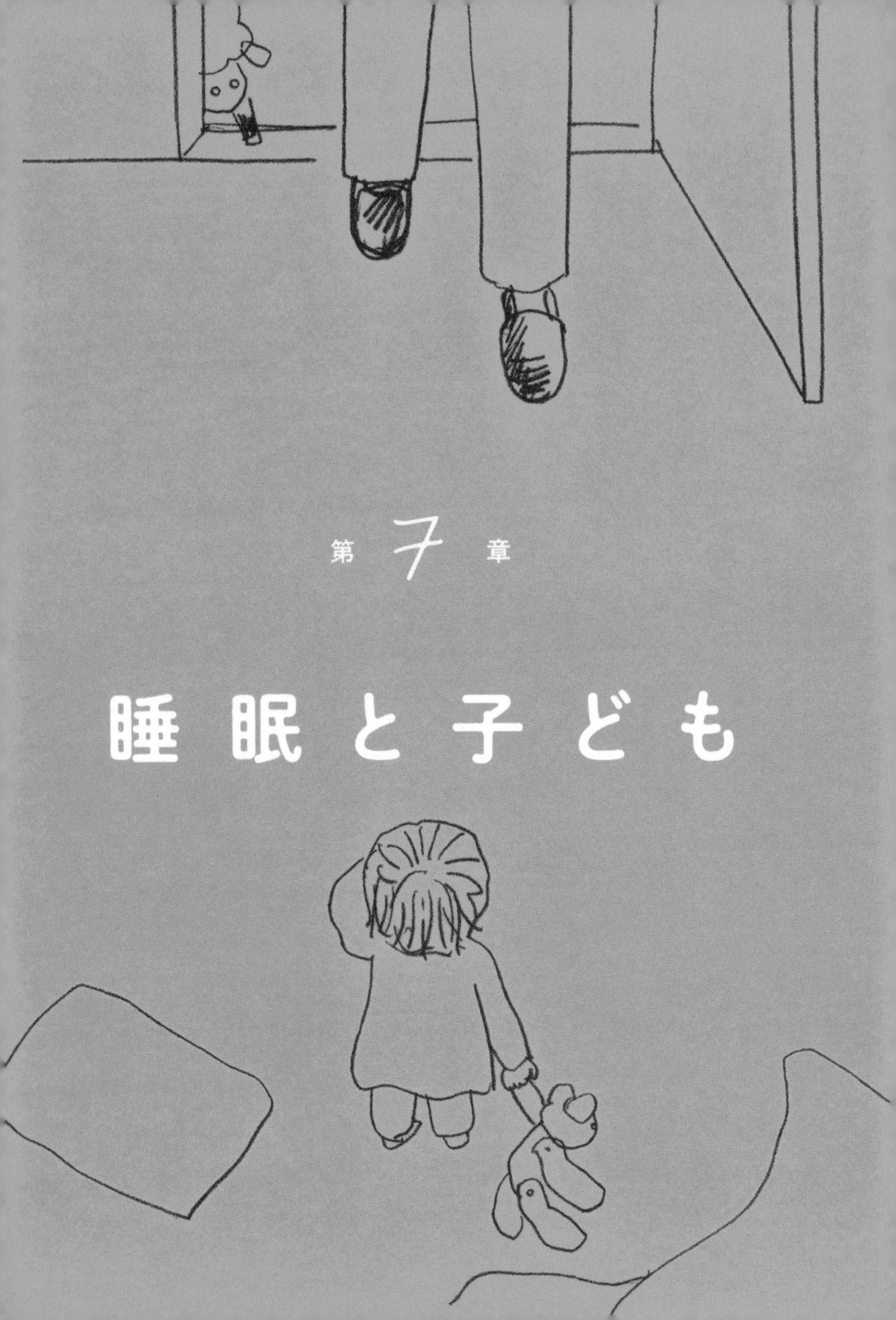

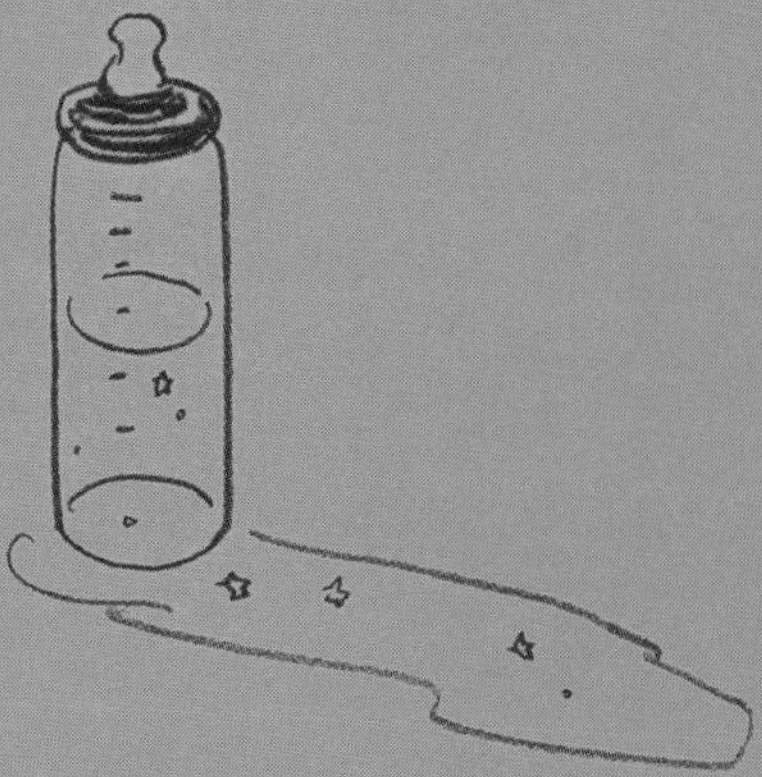

子どもが産まれて以来、十分に眠れていないと
感じていますか?

子どもの寝かしつけで苦労することは
よくありますか?
おむつ替えや授乳でひと晩中眠れなかったことは?

子どもの夜泣きがなかなか止まずに困ったことは?
寝不足で子どもにイライラしてしまうことは
ありますか?

子どもの睡眠時間は足りていますか?

子どもが1人や2人いるだけで、
夜間における親の睡眠時間は大幅に削られます。

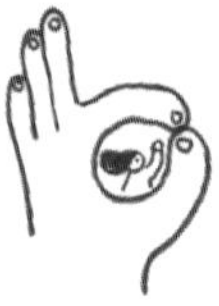

子育てが原因の睡眠不足

子どもを持つ親が「睡眠」の話を振られると、ため息をつき、うんざりした表情になり、子どもの寝かしつけで眠れなかった夜について語り出すことでしょう。あるいは、夜通しおむつ替えや授乳をしたり、夜泣きに付き合ったりしたことを思い出し、顔をしかめるかもしれません。親がこうしたネガティブな反応をするのも無理はないことです。研究によると、子どもの誕生から1年間における親の睡眠時間は、それまでの1年間よりも平均して350時間少ないとされるからです。

さらに、乳児期の子どもが18歳になるまでの間に、親の睡眠時間は合計645時間削られるとされます。

こうした睡眠不足は子どもが6歳になるまで続くので、ぐっすり眠れないことに悩む子育て中の親はたくさんいます。さらに、子どもが誕生してから生後3カ月までの間は特に、父親よりも母親のほうが睡眠時間を削られる傾向にあります。

赤ん坊の親と睡眠

赤ん坊が生まれると、考えるべきことがたくさんあります。そこで、親にとって大きな悩みの種となるのが「睡眠」です。成人が必要とする睡眠時間はひと晩あたり7～9時間ですが、生まれたばかりの赤ん坊を育てていると、親はなかなかぐっすり眠れません。ある研究（ハーゲン、2013）によると、1歳未満の子どもを育てている親の41パーセントは、ひと晩あたりの睡眠時間が7時間未満だとされます。

もちろん、必要な睡眠時間は人によって異なります。たくさん睡眠時間が必要な人もいれば、少ない睡眠時間で問題ない人もいるでしょう。これは、その人の個性や、その人が夜型か朝型かによる違いです。しかし、授乳が必要な赤ん坊がいる家庭では、そうは言っていられません。夜間の授乳が親を満ち足りた気分にし、赤ん坊にとって不可欠なものである一方、睡眠を阻害することは事実です。

疲れからくる苛立ち

親だって、疲れが溜まると苛立ちを覚えます。赤ん坊がいる親は睡眠時間が削られ、寝ている途中に起こされ、レム睡眠が中断されることがしばしばあります。

十分な睡眠は心身を健康な状態に保つため、本来、赤ん坊の世話をする親には睡眠が不可欠です。しかし、皮肉にも、睡眠不足にならざるを得ない環境にいるのです。

ネガティブな感情

多くの夫婦関係は、子どもが誕生してから1年以内に破綻します。自分たちの欲求や睡眠時間より、赤ん坊の世話を優先することでストレスが溜まるからです。

研究によると、睡眠が足りていない親は自分の子どもに対してネガティブな感情を抱く傾向にあります。そして次第に、親の役割をも憎むようになってしまうのです。

さらに、親が仕事をしている場合、疲労が原因で生産性が落ちたり、仕事を休んでしまったりします。

添い寝について

ここまでの内容からわかるように、赤ん坊を育てている親は睡眠不足になりがちです。それを解消する手段の一つに「添い寝」があります。赤ん坊と親が同じベッドで眠ることで授乳がスムーズになったり、赤ん坊が安心感を覚えたりするため、添い寝を推奨している文化もあります。インドでは85パーセントの未就学児が親と一緒に眠っています。これは、多くの文化と比べて高い割合です。ベビーベッドと自分のベッドを並べて置き、赤ん坊の隣で眠りたいという親もいれば、初めから別々に眠りたいという親もいます。赤ん坊と添い寝する場合は、必ず安全に関する注意を守ってください。

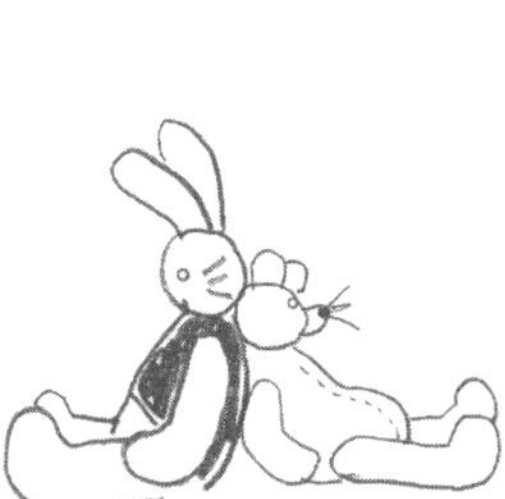

子ども自身の睡眠不足

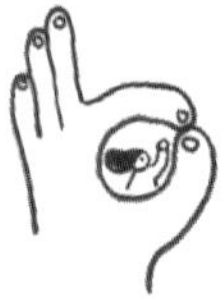

十分な睡眠をとれないと、子どもの心と体の健康は大きな影響を受けます。睡眠のとり方に偏りがあると、グレリンやレプチンといったホルモンが大量に生成され、人は満腹を感じにくくなります。脂っこい、糖分が多い、または塩分が多いお菓子を食べてしまい、肥満のリスクを高めてしまいます。また、子どもに動画を見せるのは寝かしつけに逆効果で睡眠を妨げます。子どもには、できるだけスクリーンを見せないほうがいいでしょう。

子どもに必要な睡眠時間は、年齢によって異なります。下記は、睡眠衛生に良いとして多くの小児科医が推奨する1日あたりの睡眠時間です。

乳児（生後4〜12カ月）：12〜16時間（昼寝を含む）
幼児（1〜2歳）：11〜14時間（昼寝を含む）
幼児（3〜5歳）：10〜13時間（昼寝を含む）

子ども（6～12歳）：9～12時間
子ども（13～18歳）：8～10時間

就寝前のルーティン

幼い子どもは特に、就寝前に心を落ち着かせるルーティンをつくることで、寝つきが良くなります。牛乳が入った温かい飲み物を飲ませ、お風呂に入れ、お話を聞かせるなど。就寝前の1時間は子どもにスクリーンを見せないようにして、寝室を涼しくし、換気をし、暗くしておきましょう（暗い環境はセロトニンの分泌を抑制し、メラトニンの分泌を促すため、必要に応じて遮光ブラインドを使用してください）。子どもが寝つけないようであれば、照明を薄暗くしたり、オルゴールをかけてください。また、ホワイトノイズのアプリや母親のお腹の中で聞いていた音を再現したアプリを使ってもいいでしょう。上のきょうだいがスマートフォンなどのデジタル機器を持っていれば、夜間は寝室への持ち込みを禁止し、その理由を説明してやってください。また、寝室では水以外の飲食物を摂らないようにして、ペットの立ち入りを禁止しましょう。

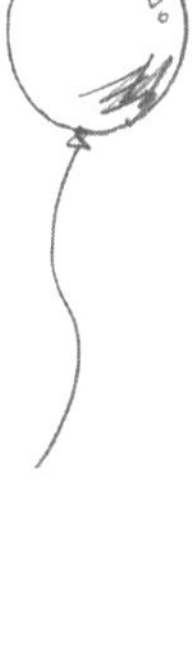

2分間セルフケア

47
簡単なスケッチ

practical exercise

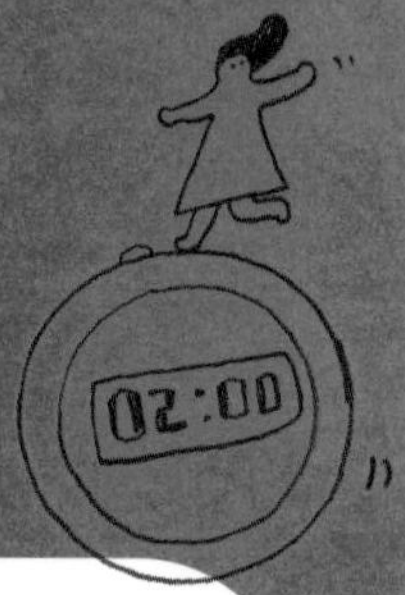

このセルフケアは、忙しい1日の終わりにリラックスして緊張をゆるめるのに役立ちます。

紙とペンを用意し、デスクに置いてあるものや家の中にあるものから、自分がスケッチしたいと思う小さなアイテムをひとつ選びましょう――石ころ、装飾品、花、家庭用品など、何でもかまいません。

選んだアイテムをテーブルの上に置き、1分間眺めたらペンをとってスケッチします。

躊躇せず、ペンを自由に走らせる感覚を楽しんでください。

アイテムをしっかりと観察して描き、終わったらゆったりとした気分で自分の作品を眺めましょう。

2分間セルフケア

48
肩まわし

Relaxing exercise

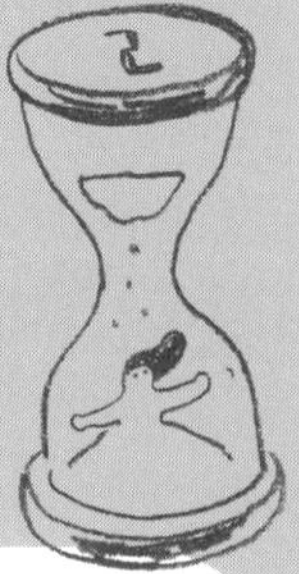

誰もいない場所または静かな場所を見つけたら、両足を腰幅に開いて立ちましょう。

両肩を耳に近づけるように持ち上げ、しばらくキープしたら、すとんと落とします。

これを3回繰り返してください。

次はどちらかの肩を後ろに向かってまわし、反対側の肩も同じようにまわします。

両肩をそれぞれ3回ずつまわしてください。

じん帯や筋肉がゆるんでいく感覚を味わいながら、ゆっくりと行いましょう。

2分間セルフケア

49

交互の片鼻呼吸

Breathing exercise

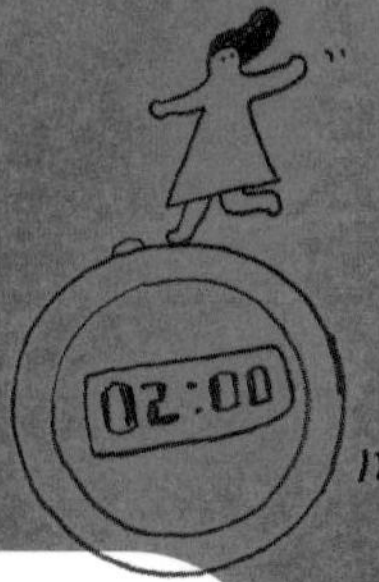

「ショーダナ・プラーナヤーマ」はストレスを和らげる呼吸法で、就寝前に行うのがおすすめです。

あぐらをかくか、背中を壁にもたれた状態で座り、左手を膝の上に置きます。まず、息を吐ききります。右手の親指で右小鼻を押さえ、左鼻から息を吸います。右手の親指を離し、右手の人さし指で左小鼻を押さえ、右鼻から息を吐き出します。そのまま右鼻から息を吸ってください。人さし指を離し、親指で右小鼻を押さえ、左鼻から息を吐き出します。これを繰り返し、交互に片鼻で呼吸をしましょう。1分間休んだら、気持ちの変化に意識を向けてください。

注：「ショーダナ」はサンスクリット語で「浄化」を指すので、「ショーダナ・プラーナヤーマ」は「浄化の呼吸法」という意味

2分間セルフケア

50

2分間リラックスする

Relaxing exercise

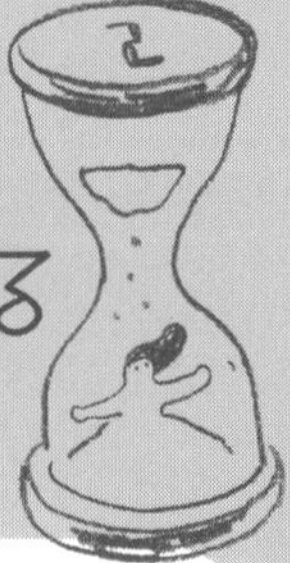

タイマーを2分に設定し、ソファ、ベッド、床の上など静かな場所を見つけてください。

セーターやアイマスクなどを使って目を覆います。必要であれば、耳栓を着用しましょう。

仰向けの姿勢で横たわり、手足を伸ばします。頭が安定していることを確認したら、目を瞑ってください。

あくびをするときのように口を開き、顔の筋肉をゆるめます。

ソファ、ベッド、床に体を預けましょう。

頭のてっぺんから足のつま先までリラックスさせ、体の部位が一つひとつゆるみ、重たくなっていくのを感じてください。

安定した深い呼吸を続けながら体に意識を向け、少しずつ力が抜けていく感覚を味わいます。

タイマーが鳴るまで、リラックスしてください。

2分間セルフケア

51

子どもに悩みを吐き出させる

Practical exercise

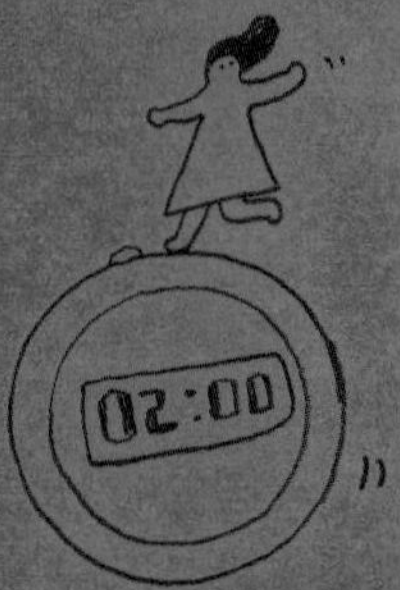

就寝時に子どもが不安を抱えているようであれば、ゲーム感覚で悩みを吐き出させてみましょう。あなたが大きな袋の絵を描き、子どもに色を塗ってもらってください。

就寝時間になったら小さな紙を用意し、子どもと一緒に悩みを書き出して、描いた袋の中に入れるフリをします。

悩みを吐き出して寝つきを良くする方法を教えることは、子どもが成長するうえでも役に立つはずです。

子どもに悩みを尋ねるときは、単刀直入に聞くと答えてもらえないかもしれませんが、それがゲームの一環であれば教えてくれることがあります。

子どもは悩みを吐き出すことで気が楽になり、ぐっすり眠れるでしょう。

2分間セルフケア

52

寝る前のアロマ

practical exercise

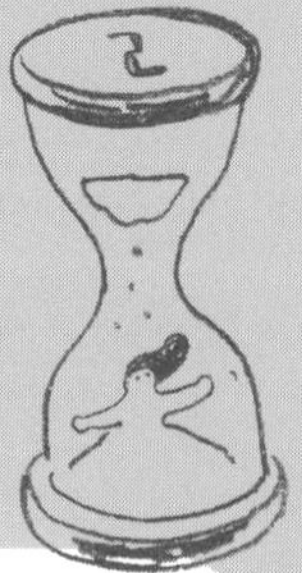

アロマディフューザーは、ヘルスケアの商品を扱うお店やオンラインなどで購入でき、子どもの寝室に心地良い香りを放ってくれます。

ディフューザーは、必ず子どもの手の届かない安全な場所に置いてください。

使うときは真正ラベンダー、スイートバジル、ジャスミンなどのアロマオイルを2〜3滴垂らすといいでしょう。

就寝時間の30分前にディフューザーをつけ、寝室に心地良い雰囲気をもたらします。

子どもが眠るときには、ディフューザーを片付けておいてください。

ぐっすり眠るための
12のステップ

人はみんな違いますが、専門家が考案した基本的なことを守れば、誰でも睡眠衛生を改善することができます。すべては難しくても、できるだけたくさんのステップを守ることで、睡眠の質を高めることができます。

1. 毎日できるだけ同じ時間に就寝・起床しましょう。連日、就寝時間が遅かったからといって、休日に「寝溜め」をしても、睡眠不足は解消されません。毎日同じ時間に目覚まし時計をセットし、その時間に起きるよう心がけてください。

2. 1日あたりのカフェイン摂取量に注意しましょう。夕方5時以降は、カフェイン入りの飲み物を摂取してはいけません。コーヒーは紅茶に比べてカフェイン含有量が倍近くあります。またカフェインは一部の炭酸飲料、アイスクリーム、ケーキ、チョコレート、薬にも含まれているので気をつけてください。

3. アルコールの摂取はほどほどにしましょう――特に「寝酒」は睡眠を阻害します。アルコールは大量に摂取すると体から水分を奪い、夜中のトイレの回数を増やします。さらに、二日酔いになると、翌日も脱水状態が続いたり、生産性が落ちたりします。質の良い睡眠をとり戻すには、2日連続でアルコールを抜く必要があります。

4. 適度な運動は睡眠を促しますが、夜9時以降の激しい運動は避けましょう。脳が興奮状態になり、眠れなくなってしまうからです。就寝前は、簡単なストレッチ、ヨガ、ピラティスなどで緊張をゆるめるのがおすすめです。

5. 眠る直前の暴飲暴食は避けましょう（アルコールを摂取したあとは特に）。脂っこい食事、香辛料がたくさん入った食事、カロリーの高い食事は消化に悪いため、遅い時間に食べると寝つきを悪くします。対して、牛乳をかけたシリアル、ピーナッツバターを塗ったクラッカー、チーズなどは眠気を誘います。ほんの少量食べることがポイントです。

6. 昼寝の時間は40分以内に制限し、午後3時までにとるようにしましょう。誤った昼寝のとり方は、記憶の定着や元気の回復が行われる深い睡眠を阻害したり、夜の入眠を妨げたりします。

7. 入眠に影響する薬は、なるべく服用しないようにしましょう。処方薬や市販薬には、脳を興奮状態にするものもあります(咳止めシロップに含まれる添加物など)。薬を服用する場合は説明書をよく読み、睡眠を阻害する成分が含まれていないことを確認してください。気になることがあれば、薬剤師や医師に相談しましょう。

8. 就寝前に温かいお風呂でリラックスしましょう。ラベンダー、カモミール、ジャスミンなどの香りがするバブルバスにつかり、キャンドルに火を灯せば、寝つきが良くなります。

9. 寝室は、できるだけ眠るためだけの空間にしましょう。仕事の備品、点滅するLEDライト、デジタル機器を片付け、就寝前の1時間はブルーライトを遮断します。遮光ブラインドやカーテンを使って部屋を暗くしたり、自分に合ったマットレスや枕などの寝具を使ったりすることで、睡眠の質を高められます。なお、寝室は整理整頓され、涼しくて静かな状態に保ってください。

10. 朝起きたらすぐに、太陽の光を浴びましょう。短い散歩をするか、庭やバルコニーに出るのがおすすめです。ランチタイムには、デスクから離れてオフィスから出ましょう。太陽の光はセロトニンの分泌を促して眠気を覚まし、体内時計を整えてくれます。

11．就寝前は5～10分程度の瞑想を行いましょう。またはクリエイティブ・ビジュアライゼーションを行い、自分が海辺、山、草原を歩く姿を想像してください（90ページ参照）。穏やかな自然の風景を思い描くことで、心を落ち着かせます。

12．悩みがあれば、「悩みごとリスト」（88ページ参照）や紙切れに書き出しましょう。20分経っても眠れなければ、起き上がって違うことをしてください――読書をする、温かい飲み物を飲む、クロスワードパズルを解く、悩みをさらに書き出すなど。眠たくなってきたら、ベッドに戻りましょう。

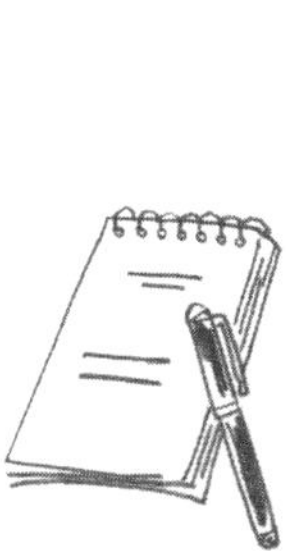

おわりに　セルフケアは、自分に対する「思いやり」

心地良い疲労感で夜を迎えたら、ベッドに潜り込んでマットレスに体を沈め、8時間ぐっすりと眠り、さわやかに目覚めて1日を過ごす――これほど理想的な睡眠は、今や非現実的にすら感じられるでしょう。しかし、今ほど暮らしがせわしく、テクノロジー依存が激しく、世の中が騒がしく、仕事がきつくなかった時代では十分にあり得ることでした。対して、21世紀に生きる私たちが心身の休まる良質な睡眠をとるには、ひとりひとりが心を落ち着かせたり自分をケアしたりする方法を身につけなくてはなりません。

「セルフケア」を中心とした生活を送るということは、自分や自分の健康に気を使うという意味です。必要に応じて医療機関を受診したり、怪我や病気の手当をする、積極的に心身の健康を保つために努めることを指します。反対に、黙って苦しんだり、症状を無視したり、怪我を我慢したりすることは、自分をおろそかにしていることになります。

セルフケアが不足しているということは、自分自身に対する思いやりが不足しているということです。自分に対して思いやりを持てない人は、他人に対しても優しくできません。だからこそ、自分をいたわったり、生活習慣を振り返ったりする時間をつくることが大切です。睡眠不足は心と体の健康に害をもたらします。そして心身の不調は本人だけでなくその家族をも苦しめるため、結果的に、関わる人みんなの人生に悪影響を及ぼします。つまり、自分をいたわることは、あなた自身のためにもまわりの人のためにも大切なことなのです。

私たちひとりひとりが「自分の体が求めているもの」「自分が置かれている環境」「自分の思考パターン」を見つめ直さなくてはなりません。しかし、あなたが「睡眠を改善したい」「改善した状態を維持したい」と本気で思っていれば、それは必ず実現できるでしょう。

本書が一人でも多くの読者の眠りの質を改善することを願っています。

あなたの睡眠の記録

Practical exercise

睡眠の記録は、毎日ほんの数分書き続けるだけですが、
あなた自身やあなたの習慣、そしてあなたの体内時計に対する
理解を深めるうえで非常に役立ちます。数週間記録をつける
だけで、あなたの睡眠に必要なものが次第に見えてくるでしょう。

- 就寝時間
- 起床時間
- 寝起きの気分
- 夜中に目が覚めた回数とその理由
- 日中に眠気を感じた回数
- あなたの睡眠に影響を与えたと感じるもの
（生理周期、シフト勤務、旅行など）
- カフェイン飲料を摂取した回数と最後に飲んだ時間

- **アルコール飲料を摂取した回数と最後に飲んだ時間**

- **食事の内容および最後に食べた時間**

- **運動**——内容、いつ行ったか、どのくらい行ったか

- **スクリーンの使用**
——何に使用したか、いつ使用したか、どのくらい使用したか

- **昼寝**——いつ、どのくらい眠ったか

- **投薬**——薬の種類、いつ服用したか

- **寝室の環境と就寝前のルーティン**

おすすめのリソース・参考文献

アプリ

Calm（日本語版あり）
Headspace
The Mindfulness App（日本語版あり）
Stop, Breathe & Think

心理的サポート

Action For Happiness（英国）www.actionforhappiness.org
Barnsbury Therapy Rooms（英国）www.barnsburytherapyrooms.com
British Association for Counselling and Psychotherapy（BACP）（英国）www.bacp.co.uk
City Therapy Rooms（英国）www.citytherapyrooms.co.uk
Counselling Directory（英国）www.counselling-directory.org.uk
Spectrum Therapy（英国）www.spectrumtherapy.co.uk

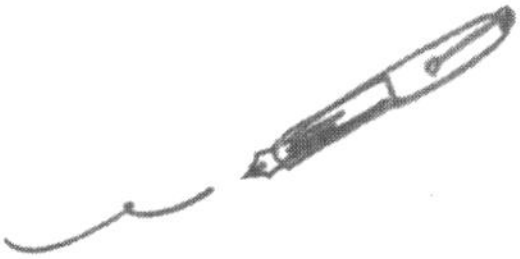

Welldoing.org（英国）www.welldoing.org
Mental Health America（米国）www.mhanational.org
Warmlines（米国）www.warmline.org
National Alliance on Mental Illness（米国）www.nami.org
Anxiety and Depression Association of America（ADAA）（米国）www.adaa.org
The Trevor Project（米国）www.thetrevorproject.org
Depression and Bipolar Support Alliance（米国）www.dbsalliance.org
National Eating Disorders Association（米国）www.nationaleatingdisorders.org

瞑想／マインドフルネス

Breathworks（英国）www.breathworks-mindfulness.org.uk
Mind（英国）www.mind.org.uk
Mindful（米国）www.mindful.org
Samaritans（英国）www.samaritans.org

睡眠

American Sleep Apnea Association（米国）www.sleepapnea.org
Circadian Sleep Disorders Network（米国）www.circadiansleepdisorders.org
Restless Legs Syndrome Foundation（米国）www.rls.org
Narcolepsy Network（米国）www.narcolepsynetwork.org
American Sleep Association（米国）www.sleepassociation.org

自信

ダヴ　セルフエスティーム・プロジェクト（日本）
https://www.dove.com/jp/stories/about-dove/dove-self-esteem-project.html

The Cybersmile Foundation（米国）www.cybersmile.org
OneLove（米国）www.joinonelove.org
love is respect（米国）www.loveisrespect.org

書籍

"The Mindfulness Journal" by Corinne Sweet, Pan Macmillan, 2014
"The Anxiety Journal" by Corinne Sweet, Pan Macmillan, 2017
"Full Catastrophe Living: How to Cope With Stress, Pain and Illness Using Mindfulness" by Jon Kabat-Zinn, Piatkus, 2013
『マインドフルネスストレス低減法』ジョン・カバットジン著、春木豊訳、北大路書房、2007年

※本書で紹介している情報は主にイギリスやアメリカのものです。
ご自身の健康状態に心配なことがある場合は、かかりつけの医師や薬剤師に相談してください。

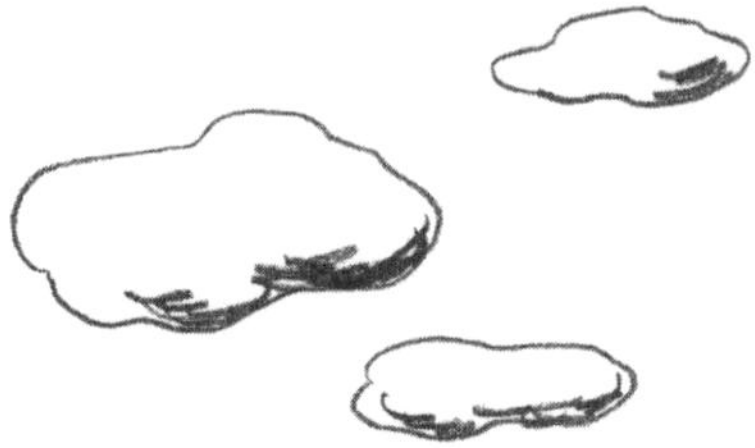

2分間セルフケア リセット上手な私になる

発行日　2021年8月20日　第1刷

Author　コリンヌ・スウィート
Translator　佐伯花子（翻訳協力：株式会社トランネットwww.trannet.co.jp）
Illustrator　須山奈津希
Book Designer　坂川朱音（朱猫堂）
Publication　株式会社ディスカヴァー・トゥエンティワン
〒102-0093 東京都千代田区平河町2-16-1 平河町森タワー11F
TEL 03-3237-8321（代表） 03-3237-8345（営業）
FAX 03-3237-8323
https://d21.co.jp/
Publisher　谷口奈緒美
Editor　大竹朝子　榎本明日香
Store Sales Company
古矢薫　佐藤昌幸　青木翔平　青木涼馬　越智佳南子　小山怜那　川本寛子
佐藤淳基　副島杏南　竹内大貴　津野主揮　直林実咲　野村美空　羽地夕夏
廣内悠理　松ノ下直輝　井澤徳子　藤井かおり　藤井多穂子　町田加奈子
Digital Publishing Company
三輪真也　梅本翔太　飯田智樹　榊原僚　中島俊平　松原史与志　磯部隆
伊東佑真　大崎双葉　岡本雄太郎　川島理　倉田華　越野志絵良　斎藤悠人
佐々木玲奈　佐竹祐哉　庄司知世　高橋雛乃　滝口景太郎　辰巳佳衣　中西花
宮田有利子　八木眸　小田孝文　高原未来子　中澤泰宏　石橋佐知子　俵敬子
Product Company　大山聡子　大竹朝子　小関勝則　千葉正幸　原典宏　藤田浩芳　榎本明日香
王廳　小田木もも　佐藤サラ圭　志摩麻衣　杉田彰子　谷中卓　橋本莉奈
牧野類　三谷祐一　元木優子　安永姫菜　山中麻吏　渡辺基志　安達正
小石亜季　伊藤香　葛目美枝子　鈴木洋子　畑野衣見
Business Solution Company
蛯原昇　早水真吾　安永智洋　志摩晃司　野崎竜海　野中保奈美　野村美紀
林秀樹　三角真穂　南健一　村尾純司
Corporate Design Group
大星多聞　堀部直人　村松伸哉　岡村浩明　井筒浩　井上竜之介　奥田千晶
田中亜紀　西川なつか　福永友紀　山田諭志　池田望　石光まゆ子　齋藤朋子
竹村あゆみ　福田章平　丸山香織　宮崎陽子　阿知波淳平　石川武蔵
伊藤花笑　岩城萌花　内堀瑞穂　小林雅治　関紗也乃　高田彩菜　巽菜香
田中真悠　田山礼真　玉井里奈　常角洋　道玄萌　中島魁星　平池輝
星明里　松川実夏　水家彩花　森川智美　森脇隆登
Proofreader　文字工房燦光
DTP　坂川朱音＋田中斐子（朱猫堂）
Printing　シナノ印刷株式会社

ISBN978-4-7993-2753-1　Discover21, Inc., 2021, Printed in Japan.